揭開與健康、疾病相關的飲食祕辛

七葷八素，你都吃錯了

林慶旺——著

目錄 Contents

Chapter 3 ————————————

吃錯油宛如慢性自殺

「如果你害怕牛油，那就用奶油吧。」

——茱莉亞・柴爾德（Julia Child，美國家喻戶曉的美食家，永遠的名廚，1912 年～2004 年）

————————————————————————————

Chapter 4
聰明吃就長壽

「保持健康的唯一方法：吃你不願吃的食物，喝你不愛喝的飲料。」

——馬克吐溫（Mark Twain，1835 年～1910 年）

序文

「未來的醫生不開藥，只會鼓勵病人關注飲食和疾病的關係。」
——愛迪生（Thomas Alva Edison，世界上最偉大的發明家，1847 年～1931 年）

　　飲食決定壽命的長短，錯誤的飲食習慣造成全球上千萬人提早死亡，兩億多人因而失能（Disability，因為意外或是疾病因素，致使身體某些部位失去功能）。台灣市面上販售的許多食品，暗藏地雷陷阱。但是，數不盡的人不但沒有避之唯恐不及，相反的卻又飛蛾撲火，自投羅網。為什麼台灣是世界上大腸直腸癌發生率最高的國家？為什麼大腸直腸癌連續 15 年蟬聯台灣十大癌症之首？因為台灣人身體內嚴重缺乏維生素 D。為什麼台灣洗腎率世界第一，被稱為「洗腎王國」？因為台灣人吃太多糖跟鹽。為什麼癌症與心血管疾病是台灣的第一大、第二大死因？因為台灣人吃了太多反式脂肪酸（Trans-fatty acids）和縮水甘油脂肪酸酯（Glycidyl fatty acid esters, GEs），這一切的一切都跟飲食有關。

　　人的大腦中脂肪大約占 60%，其中包括 Omega-3 脂肪酸

七葷八素，你都吃錯了：
揭開與健康、疾病相關的飲食祕辛

和 Omega-6 脂肪酸，其餘的為蛋白質。大腦的健康與食用油息息相關，也就是說食用油的好壞，深深影響到大腦神經細胞的優劣，如果選錯了食用油，豈不宛如慢性自殺。那麼，市場上琳瑯滿目、五花八門的食用油，究竟哪一種最健康，應該選購哪一種油回家做菜，玻璃瓶裝或塑膠瓶裝（你會有塑化劑的疑慮嗎？），書中將為讀者解開心裡的疑惑。

美味的國民小吃：燒餅、油條、飯糰、蛋餅、滷肉飯、控肉飯、排骨飯、鍋貼、水餃、小籠包、三明治、酥餅、炸彈蔥油餅、香腸、炸薯條、炸雞、鹽酥雞、臭豆腐、漢堡、披薩、熱狗、冰淇淋、布丁、甜甜圈、速溶咖啡、奶油蛋糕、餅乾、洋芋片、麵包、糕點、爆米花、巧克力、沙拉醬、油豆腐、泡麵、牛肉乾、豬肉乾、肉鬆、肉脯、魚鬆、糖果、含糖飲料、冷凍食品等等，大多數含有經過高溫精煉的棕櫚油。近幾年，棕櫚油被驗出一種名為縮水甘油脂肪酸酯（Glycidyl fatty acid esters, GEs）的成分，是人體可能的致癌物質，國際癌症研究署（International Agency for Research on Cancer, IARC）列為 2A 級致癌物。除了可能致癌之外，也會傷害腎臟、睪丸、心臟和內臟器官，但食藥署訂定標準劑量，規定市售的植物油、魚油

與加工食品中縮水甘油脂肪酸酯，不得超過每公斤 1,000 微克；嬰幼兒穀物類輔助食品及嬰幼兒副食品，不得超過每公斤 500 微克，卻要到 2024 年才實施，本書將一一為你拆解這些飲食地雷，請讀者繼續看下去。

世界著名權威醫學期刊《柳葉刀》（The Lancet），公布了全球第一份重量級的飲食報告，分析了 195 個國家及地區，飲食習慣造成的死亡率以及疾病罹患率的關係。烏茲別克（Uzbekistan）的死亡率以及疾病罹患率最高，其次是阿富汗（Afghanistan）和馬紹爾群島（Marshall Islands），華人因飲食習慣導致罹患癌症死亡的比例最高。這項大規模研究，由比爾和梅琳達・蓋茲基金會（Bill&Melinda Gates Foundation）贊助，統計時間長達 28 年，不僅前所未見，結論更是令世人大為震驚，徹底顛覆了營養學界存在已久的刻板印象。

華人因為飲食習慣所造成的心血管疾病死亡率和癌症死亡率，在全世界人口最多的 20 個國家中，高居世界第一。然而，同處於東亞地區的日本人，卻有最低的全因死亡率、心血管疾病死亡率、癌症死亡率。為什麼會這樣？這份報告指出，關鍵在於 Omega-3 脂肪酸每日的攝取量（日本人每日攝取量超過 4,000 毫克，台灣人少於 200 毫克，中國大陸少於 100 毫克）。

《柳葉刀》指出，全球有五分之一的死亡案例是不良的飲食習慣引起的，飲食習慣導致的死亡，排行前幾名並非糖、油

七葷八素，你都吃錯了：
揭開與健康、疾病相關的飲食祕辛

脂吃太多，而是鹽的攝取量高、全穀物的攝取量低、水果攝取量低，尤其是華人，比例更為懸殊。罹患疾病的前三名為：心血管疾病、癌症、第 2 型糖尿病。並且，列出了 15 項對健康有絕對影響性的飲食習慣，包括可以延長壽命的食物：蔬菜、水果、全穀物、膳食纖維、堅果、鈣、豆類、牛奶、Omega-3、多元不飽和脂肪酸，以及會讓你提早死亡的食物：鹽、含糖飲料、紅肉、加工肉、反式脂肪。

《柳葉刀》的這份全球性飲食習慣調查分析和美國探險家丹・布特納（Dan Buettner）花了 10 多年時間，走遍世界各地才發現全世界最健康長壽的 5 個地區的居民，飲食習慣完全相符。飲食習慣與健康的人生息息相關，被《資本論》作者德國思想家馬克思（Karl Marx）譽為現代實驗科學真正的始祖，英國著名唯物主義哲學家和科學家法蘭西斯・培根（Francis Bacon）說：「健康的身體是靈魂的居所，病弱的身體是靈魂的監獄。」

心血管疾病尤其是心臟病，是美國乃至於全世界大部分國家地區的第一大死因（台灣是第二大死因，第一大死因是癌症），它的罪魁禍首並不是膽固醇而是反式脂肪。可怕的是，我們在日常生活中，卻又天天不知不覺的將反式脂肪吃下肚。如此一來，就會提早死亡。這一點，本書將進一步為讀者揭露真相。

人類自古以來一直不斷追求長生不老，然而生老病死卻是

自然界不變的法則，幾千年來從未改變。全球頂尖的科學家秉持著實證科學的態度，夜以繼日、前仆後繼，終於發現怎樣才能減少，甚至避免罹患各種慢性疾病，看了本書你就會知道答案。

世界上許許多多百歲人瑞甚至超級人瑞（110 歲以上），都有一個共通點，那就是飲食習慣喜歡新鮮、自然。用涼拌，低、中溫烹調食物，請讀者特別注意，是低、中溫而不是高溫。偏愛魚類、全穀物、堅果、豆類、雞蛋、蔬菜、水果，不吃加工類的食品、不喝含糖飲料，只喝水。這似乎意味著，最健康長壽的飲食，應該是人類遵循了數百萬年的飲食習慣。讀者看完本書就會清楚了解，人類只要離自然界越近，疾病就會離你越遠；相反地，如果你離自然界越遠，疾病就會離你越近。

七葷八素，你都吃錯了：
揭開與健康、疾病相關的飲食祕辛

Chapter 1

飲食決定壽命
的長短

「食物無法治癒的病,醫生也治不好。」

——希波克拉底(Hippocrates,西方醫學之

父,460 年～370 年 B.C.)

▉ 日本人怎麼吃出健康長壽

　　有人這樣說：「最幸福的人生就是，住美國房子，娶日本妻子，僱英國管家，開德國車子，請中國廚子。」中華美食名聞天下，只可惜在少油、少鹽、少糖方面，遠不如日本料理來的健康。在人們動輒就將減肥掛在嘴邊，吃什麼都要先看一下熱量（卡路里）的今天，日本人卻以極低的肥胖率聞名全球。數據顯示，日本肥胖率約為 4%，在發達國家中排最低，同樣是發達國家的美國，肥胖率卻高達 42.4%。更有意思的是，日本人不怎麼愛健身，但普遍身材苗條，反觀健身文化盛行的美國，卻隨處可見重度肥胖者。令人吃驚的是，台灣成人過重及肥胖率竟高達 50.3%！每兩個成人中就有一人過重，全台有近半數國人不清楚肥胖的定義（肥胖標準是指 BMI 超過或等於30），讓肥胖成為台灣甚至放眼全球不容忽視的健康問題。那麼究竟是什麼關鍵因素，造就了日本人苗條的身材，成為世界上最健康長壽的國家呢？

　　根據世界衛生組織（WHO）發布的《世界衛生統計》指出，日本人的平均壽命連續多年位居世界首位，2022 年 9 月16 日，日本厚生勞動省公布的數字顯示，全日本 100 歲以上的老年人達到 9 萬 526 人，創歷史新高，首次突破 9 萬人，是 20 年前的 5 倍多。日本每十萬人中就有 69 人能夠活到百歲，其中距離台灣最近的小島沖繩（Okinawa），更是長壽天

七葷八素，你都吃錯了：
揭開與健康、疾病相關的飲食祕辛

堂，百歲老人的密度，為全世界最高的地區。最近《歐洲營養雜誌》（European Journal of Nutrition）公開了一項有關日本國立東北大學（Tohoku University，2020 年～2023 年，連續 4 年雄踞日本大學排行榜榜首）醫學系的研究，當中分析了約 9 萬 2 千人所得出的數據，通過 8 項日本飲食指數（JDI-8），分析出日本人的飲食文化，發現日本人「常吃的食物」及「不常吃的食物」，可能就是他們長壽的祕訣。常吃的 7 類食物包括米飯、味噌湯、海藻、漬物（Tsukemono，醃製的蔬菜）、黃綠色蔬菜、魚類、綠茶，不常吃的食物則是加工食品、含糖飲料和紅肉：牛肉、豬肉、羊肉。

　　日本國立東北大學醫學系的研究人員對受試者進行了平均 18.9 年的隨訪後發現，飲食指數最高的相較於最低的，全因死亡風險，心血管死亡風險以及心臟病死亡風險分別降低了 14%、11%和 11%。在全因死亡裡，經常吃海藻的受試者風險降低了 6%、漬物食用較多者風險可降低 5%、黃綠色蔬菜食用較多者風險可降低 6%、魚類攝取較多者風險可降低 3%、多喝綠茶者風險可降低 11%。

　　對此，研究人員分析後認為，日本人長壽和飲食常吃的 7 類食物的營養素相關。日本國立東北大學食品與分子生物科學教授都築毅（Tsuyoshi Tsuduki）博士亦深入研究日本料理中，究竟是哪一種食物有助於長壽。他綜合了過去日本 50 年的料理，根據 1960 年、1975 年、1990 年及 2005 年的國民飲食習

慣，訂立出幾款不同的組合，在 8 個月中先後分配不同年份的組合給老鼠進食，結果發現並不是所有日本料理都有相同效果。

都築毅博士認為，不是因為日本人常吃的魚類、紫菜，黃豆製品等食物有什麼神奇的魔力，而是日本人吃的食物非常多樣化。尤其是十字花科的蔬菜和黃豆製品（味噌、醬油等）。十字花科蔬菜包括花椰菜、甘藍、青花菜（綠色花椰菜）、大白菜、小白菜等。十字花科蔬菜含有豐富的纖維、葉酸、維生素 C、E、K，對大腦和神經系統的健康很有幫助。而豆類製品，如味噌則富含色氨酸，能合成血清素，加上抗活性氧（Reactive oxygen species, ROS）能力佳，有助延緩老化。

除此之外，日本人講究餐桌禮儀，吃飯時總是小口慢嚼。細嚼慢嚥的習慣，更容易讓食物變成小顆粒，在消化道中更容易被消化吸收。而這樣的習慣也有助於減輕腸胃負擔，達到保養腸道健康的作用。都築毅博士指出，日本人三餐的食物通常會用許多小碟子分裝成小分量，選擇多樣化的食物組合。並且料理多用燜煮和蒸熟的方式，用油量少。另外，菜餚也盡量少用重口味的調味料，鹽和糖的用量很少。簡單來說，並非特定食物本身含有什麼了不起的營養物質，而是日本人講求新鮮自然，用較為健康的方式烹飪食物，也非常注重營養均勻，這樣的飲食習慣才是日本人健康長壽的關鍵。

日本的國菜壽司講究新鮮自然

日本人十分講究禮儀，為了歡迎遠來的貴客，會以代表大和民族獨特精神的國菜——壽司款待。2014 年 4 月 23 日晚間，美國總統歐巴馬搭乘總統專機空軍一號，抵達日本訪問。日本首相安倍晉三欽點東京銀座的米其林三星壽司店「數寄屋橋次郎」（Sukiyabashi Jiro），設私宴款待歐巴馬。這頓非正式晚宴進行了約一個半小時。歐巴馬說：「我在夏威夷出生，非常喜歡日本飲食，尤其是經常吃壽司，但是今天的壽司是我一生中吃過最美味的壽司。」一顆顆頂級壽司擺在眼前，油亮肥美、新鮮自然，一片片輕如蟬翼的生魚片在舌尖上輕嫩滑過，

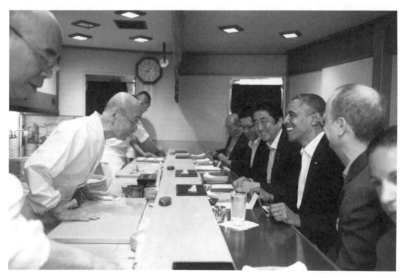

2014年，小野二郎與席間的安倍晉三首相、歐巴馬總統交談。

（資料來源：維基百科）

脂香在齒間飄移，閃爍橘紅色光芒的鮭魚子，覆蓋在粒粒飽滿的醋飯上，是美食也是藝術品，哪裡能夠叫人不心動，不垂涎三尺！卸任總統之後，歐巴馬展開訪問亞洲的行程，2018 年 3 月 25 號，歐巴馬又跟日本首相安倍晉三在東京銀座吃壽司。

全世界共有約 100 家餐廳被《米其林指南》（Michelin Guide）評為最高級別的三星，日本首相安倍晉三款待美國總統歐巴馬的壽司店「數寄屋橋次郎」就躋身其中。這家壽司店只有吧台 10 個座位，卻連續 12 年獲得米其林三星評價，老闆小野二郎（Jiro Ono）創下金氏世界紀錄中拿下《米其林指南》三顆星評比，廚師最高年紀的紀錄。店內沒有菜單，每份約 20 個壽司，每人消費要價 55,000 日元（約新台幣 12,000元），而且只收現金，被公認為全世界最貴的壽司。現年 97 歲的小野二郎被譽為「壽司之神」，堅持每天上班，親自做壽司給客人吃。「數寄屋橋次郎」和小野二郎的故事，曾拍成紀錄片《壽司之神》（Jiro Dreams of Sushi）在美國上映，還參加柏林國際電影節，讓該店成為美國人來東京最想光顧的壽司店。這家壽司店遠近馳名，美國 CNN 也曾越洋採訪。

聯合國教育科學文化組織（UNESCO）2013 年將「和食——日本的傳統飲食文化」，納入世界非物質文化遺產名錄，原因是「和食」表現了日本人敬重自然的精神，用應時的花草枝葉點綴菜餚。「和食」一向注重烹飪技術和材料，追求「時鮮、應季」。日本飲食文化是充分利用食材的「鮮味」，抑制攝取動物性脂肪

七葷八素，你都吃錯了：
揭開與健康、疾病相關的飲食祕辛

的衝動，為日本人的健康長壽、肥胖預防產生了莫大的助益。

世界著名權威醫學期刊《柳葉刀》（The Lancet），公布了全球第一份重量級的飲食報告，分析了 195 個國家及地區，飲食習慣造成的死亡率以及疾病罹患率的關係。華人因為飲食習慣所造成的心血管疾病死亡率和癌症死亡率，在全世界人口最多的 20 個國家中，高居世界第一。然而，同處於東亞地區的日本人，卻有最低的全因死亡率、心血管疾病死亡率、癌症死亡率。為什麼會這樣？這份報告指出，關鍵在於 Omega-3 脂肪酸每日的攝取量（日本人每日攝取量超過 4,000 毫克，台灣人少於 200 毫克，中國大陸少於 100 毫克）。Omega-3 脂肪酸是一種必需脂肪酸，人體無法自行合成，須由飲食中攝取，常見的 Omega-3 脂肪酸有以下三種：EPA（Eicosapentaenoic acid，二十碳五烯酸）、DHA（Docosahexaenoic acid，二十二碳六烯酸）、α-亞麻酸(α-linolenic acid，ALA)。α-亞麻酸主要為植物性來源的 Omega-3 脂肪酸，ALA 要轉換成 EPA 與 DHA 的轉換率相當低、通常不到 1%，所以想要攝取足夠的 Omega-3，直接吃魚補充 EPA、DHA 更有效率！

從小我們就常聽長輩說要多吃魚才會變聰明，因海魚中含豐富的 DHA，具有軟化血管、健腦益智、改善視力的功效，更有「腦黃金」之稱，是大腦、神經、視覺細胞中重要的脂肪酸成分，更是幫助腦部發育不可或缺的元素。EPA 具有清理血管中的膽固醇和三酸甘油脂的功能，俗稱「血管清道夫」，還可以燃燒脂肪，讓你輕鬆減肥！

那麼，每天究竟要吃多少 Omega-3 脂肪酸？

＊世界衛生組織（WHO）與歐洲食品安全局（EFSA）建議：
每日應攝取 300～500 毫克的 Omega-3 脂肪酸。

＊美國心臟協會（AHA）建議：每日應攝取 650～1,000 毫克
的 Omega-3 脂肪酸。

＊我國衛福部建議：每日應攝取 1,000 毫克以上的 Omega-3 脂
肪酸，但不可超過 2,000 毫克。

《柳葉刀》的這份報告還列出了 15 項對健康有絕對影響性
的飲食習慣，包括可以延長壽命的食物：蔬菜、水果、全穀
物、膳食纖維、堅果、鈣、豆類、牛奶、Omega-3、多元不飽
和脂肪酸，以及會讓你提早死亡的食物：鹽、紅肉、含糖飲
料、加工肉、反式脂肪。

世界衛生組織於 2015 年把紅肉歸類為「可能使人類致癌」
的 2A 致癌物，由於紅肉脂肪比例更多，經常進食紅肉容易提
高心血管疾病的發病率。美國哈佛大學醫學院最近發表在
《JAMA 內科學》（JAMA Internal Medicine）上的研究，對 10
萬人進行了長達 28 年的生活方式和飲食習慣的跟蹤調查。結
果發現，每天吃 85 克紅肉（相當於小學生一個手掌心的大
小），導致人死於心臟病的風險提高 18%、死於癌症的風險提
高 10%。兩片燻肉和一個熱狗，死於心臟病的風險提高
21%、死於癌症的風險提高 16%。

七葷八素，你都吃錯了：
揭開與健康、疾病相關的飲食祕辛

日本人、台灣人飲食習慣的差異

這下子終於解了許多人心中的疑惑，原來日本人平日三餐經常吃的味噌湯、海藻、漬物（Tsukemono，醃製的蔬菜）、黃綠色蔬菜、魚類、綠茶是可以延長壽命的食物，而台灣人經常吃太多鹽、紅肉、含糖飲料、加工肉、反式脂肪，竟然是會讓人提早死亡的食物。如果你不相信，請看下面所列出的日本人、台灣人飲食習慣的差異：

1. **日本人飲食清淡少油。** 和台灣人最大的飲食不同點是，日本料理中很少用煎炸、紅燒等烹調方法，也不見有爆炒的肉和菜，小菜一般都生吃，或者是以白醋、味噌醃製（味道很淡，醃製的時間也很短）。日本人烹飪方式通常會選擇烤、煮、生吃等，避免過度攝取油脂，造成身體肥胖。台灣人吃慣了中華美食，飲食的口味通常比較重，即使是清粥小菜，也都是吃高鹽分的豆腐乳、炒花生、菜脯蛋、肉鬆、醬菜。

2. **日本人每日三餐菜餚種類多，數量少。** 很多人認為日本人長壽歸功於吃魚，日本人吃魚是法國人吃魚量的兩倍多。然而，法國女性不常吃魚，甚至還吃高脂肪的鵝肝、牛油、牛肉等，但法國女性卻是世界上第二長壽的女性（平均壽命 85.4 歲，日本第一 87.74 歲，

台灣女性 84.2 歲）。日本人的飲食吃得很豐富，但是都只有一點點。日本的營養法規定，日本兒童一天要吃 30 種不同食物。30 種食物看似很多，但如果合理分配到一日三餐中，也沒有多少。早餐：至少吃 8～10 種，午餐：吃 8～10 種食物，晚餐：吃 4～5 種食物（加上零食 5～6 種）。台灣人每頓飯菜餚種類少，外食的比例太高，很多人甚至不吃早餐。

3. **日本人不喜歡吃 Buffet（吃到飽）。** 吃飯只吃七分飽，細嚼慢嚥，台灣人喜歡吃 Buffet，暴飲暴食，吃飯總是狼吞虎嚥。2022年，美國耶魯大學（Yale University）發表在世界頂級權威醫學刊物《Science》的一項臨床試驗顯示：長期吃 7 分飽能夠提高記憶力、降低心血管疾病、減輕體重、避免體內發炎。暴飲暴食、吃太飽會誘發神經衰弱，傷害人體的泌尿系統，增加腎臟的負擔，導致大腦動脈硬化，引起老年癡呆。

4. **日本人偏愛海藻類的食品。** 台灣人偏愛各種肉類食品，尤其是各式各樣的肉類小吃。日本人是天天吃海藻，湯裡放海藻，壽司的皮是海苔（乾燥的海藻製作完成），海藻類含有 Omega-3、豐富的微量元素、礦物質和維生素，能夠幫助促進體內的熱量代謝，從而使

七葷八素，你都吃錯了：
揭開與健康、疾病相關的飲食祕辛

皮膚保持水嫩、潤滑。海藻富含碘元素，能使甲狀腺功能保持正常。海藻中含量較高的亞油酸（Linoeic acid）也有助於代謝人體內多餘的脂肪，從而達到減肥效果，因此日本女孩子大多數很苗條。

5. 日本人吃烏龍麵和冷便當。烏龍麵每 100 克含鈉量 160 毫克，台灣人吃麵線每 100 克含鈉量 2,874 毫克、雞絲麵每 100 克含鈉量 2,450 毫克、鍋燒意麵每 100 克含鈉量 990 毫克。日本學生和上班族，上學上班通常都帶家裡準備好的便當，午餐時也不加熱，直接就吃冷的便當，清淡爽口。台灣的學生和上班族，午餐通常都叫熱呼呼的外賣或吃自助餐，又油又鹹。

6. 日本人常吃芥末和薑片。芥末具有很高的解毒功能，能解魚蟹之毒，日本人吃沙西米（Sashimi）經常會配上芥末。芥末嗆鼻的主要成分是異硫氰酸鹽（Isothiocyanates）。這種成分不但可預防蛀牙，而且對預防癌症、防止血管凝塊等，似乎也有一定的效果。薑片具有促進血液循環、驅散寒邪的作用。吃薑能抗衰老，老年人常吃生薑可消除老年斑。台灣人經常吃的燒餅油條，一套的熱量就高達 500 大卡。燒餅本身在製作過程中就必須層層抹上酥油或棕櫚油，才能有

酥脆層次感。酥油、棕櫚油，含有惡名昭彰的反式脂肪，是心血管疾病的罪魁禍首。油條的含油量較高，1根50克重的油條含油量一般為10克～15克，經常吃燒餅油條會明顯增加肥胖、高血脂、糖尿病、心血管疾病發生的危險性。

7. 日本人每天飲用綠茶。綠茶搭配富含維生素 C 的食物，綠茶中的兒茶素（Catechin），人體吸收率增加 6 倍以上。可以促進脂肪燃燒，降低血液中的血脂及膽固醇。常喝綠茶的人，血中低密度脂蛋白膽固醇（壞的膽固醇）的濃度會降低，高密度脂蛋白膽固醇（好的膽固醇）的濃度會上升。綠茶因為沒有經過發酵，所以茶葉中最大程度保留了最原始的物質茶多酚（Tea Polyphenols），所以常喝綠茶有消炎的功效。茶多酚還可以阻斷亞硝酸等多種致癌物在體內合成。台灣人常喝含糖飲料，大街小巷人手一杯的珍珠奶茶，含糖量爆表。不知不覺中，導致肥胖症、糖尿病、心血管疾病、癌症等罹患率大增。

8. 日本人用檸檬、醋、蔥、薑、蒜、八角、花椒、五香、迷迭香代替鹽，利用食物的強烈風味，減少鹽的用量，例如用檸檬、洋蔥、香菇、九層塔、香菜、柴魚等提

七葷八素，你都吃錯了：
揭開與健康、疾病相關的飲食祕辛

味。還用檸檬皮來拌沙拉。檸檬汁有很強的殺菌作用，對食品衛生很有好處。台灣人做菜，醬油、鹽巴、砂糖、胡椒、味精、香油、黑醋一樣都不能少。這些調味料鈉的含量高，每天一一吃下肚，腎臟早晚出問題。

9. 日本人常吃蔬菜和豆製品。台灣人常吃炸排骨、炸雞腿和滷製品。日本人每天喝加入洋蔥、高麗菜、胡蘿蔔、白蘿蔔、豆腐、豆皮的味噌湯和納豆，每天一杯牛奶。歐美國家每年每人平均牛奶消費量約為 250 公斤，日本和韓國約為 120 公斤，台灣為 21.2 公斤。

10. 日本人吃魚多於吃肉。日本人吃魚的量每年遞增，甚至超過每人平均白米的消耗量，魚類是日本每個家庭餐桌不能缺少的食物。數據顯示，占全球人口不足 2%的日本，竟然消耗掉全球 70%的鰻魚。日本人每人每年平均吃魚 100 公斤以上，高於肉類。魚肉脂肪含量低，蛋白質含量高。台灣人也喜歡吃魚，台灣人餐桌上的魚類大多是淡水魚和淺海魚，例如：虱目魚、龍膽石斑、白帶魚、吻仔魚、白鯧等。日本人喜歡吃黃魚、鱈魚、鮭魚、柳葉魚、秋刀魚、鰻魚、鯖魚等深海魚類，深海魚類含有人體必需的不飽和脂肪酸Omega-3，不飽和脂肪酸能有效地降低高血壓和心臟病

的發病率。購買時注意魚的背部,背部色深,呈現藏青色或青綠色的魚,通常 Omega-3 脂肪酸含量相對較多!而淡水魚和淺海魚,Omega-3 這種營養成分含量比較少。根據衛福部食藥署的統計,台灣人平均每天吃大約 80 克的魚肉,比日本少 100 克。台灣人最愛吃的虱目魚每 100 克魚肉,Omega-3 只含有 206 毫克,而日本人最愛吃的鯖魚,每 100 克的魚肉,Omega-3 含量高達 4,753 毫克。由於汞中毒危害嚴重,衛福部食藥署建議孕婦、育齡婦女及 1 歲～6 歲兒童,避免吃以下 4 種魚類:鯊魚、旗魚、鮪魚、油魚。

以下是以 100 克的魚肉為例,Omega-3 脂肪酸含量最高,日本人常吃的 8 種魚:

魚名	EPA(mg)	DHA(mg)	Omega-3 含量(mg)
鯖魚	1424	3329	4753
秋刀魚	1407	2548	3955
鮭魚	2064	1614	3678
海鱺魚	1201	1232	2433
柳葉魚(多春魚,shishamo)	1107	1170	2277
鰻魚	649	1218	1867
白帶魚	449	1051	1500
大黃魚	526	812	1338

資料來源:衛福部食品營養成分資料庫

七葷八素,你都吃錯了:
揭開與健康、疾病相關的飲食祕辛

台灣人常吃的魚，每 100 克魚肉，Omega-3 脂肪酸含量：

魚名	EPA（mg）	DHA（mg）	Omega-3 含量（mg）
白鯧	117	323	440
虱目魚	33	173	206
龍膽石斑	0	79	79
鯛魚	6	32	38
吻仔魚	104	277	381
鱸魚	93	108	201

資料來源：衛福部食品營養成分資料庫

美國國家衛生研究院（NIH）建議每日 Omega-3 攝取量如下：

年齡	男性	女性
0 到 12 個月	500mg	500mg
1 到 3 歲	700mg	700mg
4 到 8 歲	900mg	900mg
9 到 13 歲	1000mg	1200mg
14 歲到 18 歲	1100mg	1600mg
19 歲以上	1600mg	1600mg
懷孕期		1400mg
哺乳期		1300mg

資料來源：美國國家衛生研究院

下面的圖表為日本人每天三餐吃的食物：

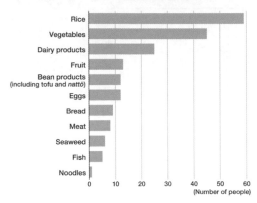

Foods Japanese Centenarians Eat Every Day

資料來源：Nippon.COM

飲食影響壽命、身材和容貌

　　飲食不僅決定壽命的長短，它還影響到一個人的身材和容貌。今年（2023 年）4 月 20 日，時尚超模澳洲完美女神米蘭達‧可兒（Miranda Kerr）剛剛過完 40 歲生日，卻一點也看不出年齡，從「維多利亞的祕密」（Victoria's Secret）御用內衣模特兒到卸下維密天使翅膀後，已經是三個孩子的辣媽，無論在事業和感情上經歷過多少轉變，她總是能以陽光甜姐兒的正面形象呈現。米蘭達‧可兒以嚴格控制飲食習慣聞名，以至於今年 40 歲的她，看起來和當年出道時沒什麼兩樣。米蘭達‧可兒在當維密天使爆紅以前，其實就已經是擁有專業證書的健康教練、營養師，專攻美國和澳洲的營養學。她的生活哲學中有

七葷八素，你都吃錯了：
揭開與健康、疾病相關的飲食祕辛

一套越活越年輕的「八二法則」，女人都該學：「女生就是要閃閃動人！維持外貌最重要的關鍵，在於妳把什麼放進身體裡，我 80%的時間吃健康的食物，20%的時間可以放縱一下。」米蘭達·可兒將酪梨當早餐吃，始終洋溢著陽光般燦爛的笑容，玲瓏有致的好身材與甜美的性感酒窩，不僅讓男人神魂顛倒，同時也讓女人羨慕、忌妒。

米蘭達·可兒透露了自己的每日飲食：壽司、梅干、味噌湯、海苔等日本料理的基本食材，都是她常吃的。壽司是利用冷卻的白米飯加白醋製作的，米飯在加熱後冷卻的過程中，會提升「抗性澱粉」（Resistant starch, RS）含量，這種澱粉不易被小腸酵素分解，進入大腸後會被腸內菌叢發酵成短鏈脂肪酸（Short-chain fatty acids，簡稱 SCFAs），其功能類似膳食纖維，即便沒有產生熱量卻會帶給人體飽足感，這也就是日本人肥胖的比例，在全球發達中國家，排名最低的原因，也是日本女人身材普遍苗條的關鍵因素。想減肥的讀者，不妨捨棄熱騰騰的白米飯，改吃壽司、紅薯（冷的）、馬鈴薯沙拉。

米蘭達·可兒家中廚房常備的食材：檸檬和大蒜。

早餐會吃：雜糧吐司中加一顆雞蛋和酪梨，還有一杯熱的檸檬水。早上 7 點早餐。午飯會吃：烤野生鮭魚搭配特製沙拉——菠菜、茴香、綠橄欖、番茄和胡蘿蔔，以上食材切碎搭配檸檬汁。中午 12：30 左右午餐。晚餐會吃：烤雞肉和蔬菜，搭配一杯有機紅酒，下午 6：30 晚餐。最喜歡的健康零食：海藻。

招牌健康菜：烤魚或者烤雞搭配切碎的沙拉。永遠不會吃的是：基因改造食品。

　　讀者如果日常生活中控制不住嘴饞，不妨參考一下米蘭達・可兒公開推薦的自製海苔蔬菜捲！無糖、低脂、營養，健康，3 分鐘就可以搞定。準備的食材：小黃瓜半根、苜蓿芽 50 克、胡蘿蔔半根、白蘿蔔半根、甜椒 1 個、酪梨 2 個、海苔 2 張、醬油適量。

1. 將小黃瓜、胡蘿蔔、白蘿蔔等蔬菜去皮，順著紋路切成條狀，酪梨切成兩半，去核後挖出果肉。
2. 將切好的蔬菜、酪梨均勻的鋪在海苔上，把海苔捲起，記得要捲得緊緊的，這樣蔬菜才不會散開。

　　酪梨（Avocado）是金氏世界紀錄所記載最營養的水果，也是唯一含單元不飽和脂肪酸的水果，是留住青春的好食物。

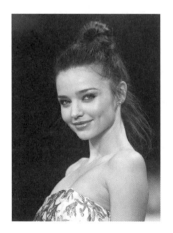

米蘭達・可兒（資料來源：維基百科）

七葷八素，你都吃錯了：
揭開與健康、疾病相關的飲食祕辛

原來我們一直都吃喝錯了

隸屬於世界衛生組織（WHO）的研究機構——全球疾病負擔（Global Burden Diseases,GBD）小組，發表了關於全球各國死因的權威性評估報告。該報告是利用對各國飲食習慣的評估，來判斷多少提早死亡是與飲食有關。包括：**吃鹽過多造成全球每年 300 萬人死亡，食用全穀類食品過少，同樣導致 300 萬人死亡，吃水果過少則導致 200 萬人死亡。**

此外，堅果類、植物種子、蔬菜、富含 Omega-3 的海產品以及纖維等吃的不足，也是造成人們提早死亡的主要原因。鹽是心血管疾病的最大殺手，吃鹽過量是造成人們短命的最大原因。麵包、醬油以及加工食品中都含有許多鹽。吃鹽過多會導致血壓高，增加心臟病和中風的危險，而多吃全穀類食品、水果和蔬菜，則可降低心臟病風險。除心血管疾病以外，癌症和第 2 型糖尿病也是與飲食有關的兩大死因。膳食中吃得最少的健康食品就是堅果和植物種子。

不健康的飲食導致人的預期壽命減少兩年，地中海國家，西班牙和以色列，是不健康飲食致死的人數最低的國家，但東南亞、南亞以及中亞則正好相反。與飲食有關的死亡人數最低的是以色列，每 10 萬人有 89 人。但在烏茲別克，每 10 萬人中，就有 892 人由於不健康飲食死亡。中國是吃鹽大國，中國人做菜少不了醬油以及其他含鹽量較高的調料。因此，中國是所有國

家中由於吃鹽量過多，導致死亡人數最高的國家。在健康飲食攝取方面，法國、丹麥和比利時都排在英國前面。英國飲食最大的問題是缺少全穀類、蔬菜、水果、堅果和植物種子類，英國每年與飲食有關所導致的死亡人數，每 10 萬人中有 127 人。

調查顯示，**全世界有 1,100 萬人死亡跟不良飲食習慣有關，也就是說每 5 個死亡案例中，就有一個人是吃死的。**在 195 個國家之中，烏茲別克、阿富汗、馬紹爾群島、巴布亞新幾內亞、萬那杜（Vanuatu）、亞塞拜然、土庫曼（Turkmenistan）、烏克蘭、吉里巴斯（Kiribati）以及斐濟，這幾個國家和飲食相關的死亡率最高，而法國、西班牙和秘魯的死亡率最低。中國式飲食健康排名全球第 140 位，不但輸給同樣屬於東亞地區的日本和韓國，甚至也比不上愛吃牛排、漢堡、薯條的美國（第 43 位）。

因為吃錯了而死亡的三大罪魁禍首就是：鹽吃太多、全穀物和水果吃太少，其中全穀物吃太少是女性死亡的主要原因，鹽吃太多在男性死亡率排名第一，其次是全穀物和水果。全穀物吃太少是年輕人（25 歲～50 歲）死亡的主要原因，鹽吃太多也在老年人（>70 歲）中排名第一。

這個研究機構也全面調查來自全球 21 個區域，195 個國家和地區的 15 種主要營養食物攝取的情況，調查結果顯示，全世界幾乎都未能攝取足夠的健康食物，其中堅果類、牛奶、全穀物的攝取量嚴重不足、每日攝取量分別只達到推薦量的 12%、16% 和 23%。然而，不健康食物的攝取量卻大幅度超

標，包括含糖飲料、加工肉品以及鹽。以東亞地區為例，鹽和紅肉的每日攝取量，超過推薦量 1 倍，含糖飲料每日攝取量，超過推薦量 10 倍。不過，中亞地區的蔬菜、高收入亞太地區的 Omega-3、拉丁美洲和南亞地區的豆類攝取量都達標。

　　台灣人一大早出門上學、上班前，普遍習慣購買現成的早餐，以求時效，在家中開伙的越來越少，中午沒帶便當的人，午餐也只好外食。民眾一天當中最有機會在家吃飯的時間是晚餐。如果將一周 7 天，外食天數達 4 天以上者定義為「外食族」的話，估算全台早餐外食族有 51％、午餐外食族達 50％、晚餐外食族則為 25％。更驚人的是，一周 7 天早餐均外食的民眾，更達 40％，若換算全台成年者人數，等同有超過 750 萬的成人是「外食族」。外食族多半無法攝取到均衡的營養，特別是「蔬果」的攝取最為匱乏。

台灣人水果沒吃夠

　　台灣有「水果王國」稱號，水果主要提供人體維生素、黃酮、花青素、植化素等，是蔬菜無法取代的。數據顯示，「45 歲以下的台灣人，水果根本吃不夠！」根據 2017 年至 2020 年國民營養健康狀況變遷調查結果顯示，國人水果類的攝取份數，以 45 歲以上男女性的攝取量接近或符合建議量，其他族群的水果攝取量均少於建議量。特別是 7 歲～44 歲族群，水果達標率（每天吃 2 份水果）竟低於一成，75 歲以上才一成。

也就是說，台灣 7 歲～44 歲男女性族群，有 90％的人水果沒吃夠！18 歲以上成人每日攝取 3 蔬 2 果比率僅達 11.7%～23.9%（男性 9.4%，女性 16.3%），國民健康署提醒民眾養成「3 蔬 2 果」的健康飲食型態，每天應攝取 3 份蔬菜（1 份蔬菜煮熟後約半碗）及 2 份水果（1 份水果約 1 個拳頭大小）。

　　台灣人飲食型態方面有鹽、含糖飲料、紅肉攝取太多，蔬菜、水果、乳品類攝取大幅低於國民健康署飲食指南建議的攝取量，主食過於精製，富含飽和脂肪，鈉攝取過高及膳食纖維攝取量過低的問題。

	每日蔬菜攝取 達 3 份的達標率	每日水果攝取 達 2 份的達標率	乳品類攝取 不足 1 份
7-12 歲	13.1%	6.4%	83.6%
13-15 歲	14.0%	4.7%	79.2%
16-18 歲	11.9%	4.2%	84.4%
19-44 歲	17.6%	5.9%	91.9%
45-64 歲	26.5%	16.5%	94.2%
65-74 歲	30.1%	17.8%	92.0%
75 歲以上	30.3%	10.9%	81.1%

資料來源：衛生福利部國民健康署

　　美國癌症研究所（American Institute for Cancer Research, AICR）從世界衛生組織（WHO）及國際間 4,500 多份癌症報告，整理出結論：每天至少攝取 5 份蔬菜水果，才能降低 20%的罹癌風險。蔬果攝取越多的人越快樂，每天攝取 7 份以上蔬果

　七葷八素，你都吃錯了：
揭開與健康、疾病相關的飲食祕辛

的人，幸福感最高！蔬果攝取不足，是罹患慢性病的主要原因。

台灣人鹽的攝取量超級恐怖

　　台灣的學童有一半以上早餐吃的不健康，又油又鹹，最常吃的食物為鹹飯糰、鍋貼、炸雞塊、鹽酥雞、炸排骨、洋芋片、泡麵等。飲食習慣是從小養成的，小時候愛吃鹹，長大就很容易吃重鹹。根據台灣國民健康署的調查，台灣人不分成年人和小孩，每天鹽的攝取量超級恐怖，讀者看了下表，心中一定納悶，怎麼吃這麼鹹，殊不知鈉這個「魔鬼」就藏在你喜歡吃的食物裡。

國人每天鈉的攝取量（上限 2,300 毫克/天）

毫克／天

年齡層	男	女
國中生	4899	4099
高中生	4962	3879
青壯年	4494	4036
中壯年	4500	3293
老年人	3072	2511

資料來源：衛生福利部國民健康署

　　消費者文教基金會曾經針對統一超商、全家便利商店、萊爾富、OK 超商等，4 大超商販賣的 20 件便當，進行鈉含量隨機抽樣調查。結果發現，其中 15 件鈉含量超過建議攝取量，另

外有 5 件則未在外包裝上標示鈉含量。消基會呼籲，食品藥物管理署應針對高鈉食品，強制業者標示警語或標誌。15 件超標便當分別為：OK 超商的「韓式烤肉拌飯」（1,415 毫克）、「日式豬排丼」（1,946 毫克）、「麻婆豆腐燴飯」（1,337 毫克）、「揚州炒飯」（1,168 毫克）等 4 件。萊爾富超商的「柏士圖青醬海鮮義大利麵」（1,148 毫克）、「舊情綿綿鬍鬚張魯肉腿排飯」（1,358 毫克）、「豪華中華涼麵」（1,984 毫克）、「一碗烤雞腿飯」（3,080 毫克）、「濃焙咖哩雞蓋飯」（1,195 毫克）等 5 件。全家便利商店的「雙醬烤雞鐵板麵」（1,554 毫克）、「泰式綠咖哩雞飯」（1,088 毫克）、「狠飽經典蕃茄蛋包飯」（1,671 毫克）、「義式蘑菇奶油烤雞義大利麵」（1,429 毫克）及「肉絲炒炊粉」（1,731 毫克）等 5 件。以及統一超商的「佛蒙特咖哩飯」（1,437 毫克）。其餘 5 件商品，則是在外包裝上未標示鈉含量。

其他國民小吃的含鈉量也十分驚人，請見下表：

單位：毫克

食物	分量	鈉含量
肉羹麵	1 碗（約 545 克）	3031
火腿蛋炒飯	1 盤（約 290 克）	1973
燴飯、炒麵、炒飯	1 碗（約 480 克）	1914
牛肉麵、拉麵	1 碗（約 575 克）	1679
炒米粉	1 盤（約 290 克）	1200

資料來源：台灣高血壓協會

七葷八素，你都吃錯了：
揭開與健康、疾病相關的飲食祕辛

三軍總醫院營養部門最近公布了一項統計，將外食族常吃的牛肉麵、麻辣鍋、咖哩烏龍麵都列為「鹽分爆表」的食物，只要吃一碗，一整天的鹽分就超標，最讓人意外的是看似清淡的「甜不辣」，竟然也成為最可怕的「隱形高鹽食物」：

單位：毫克

食物	分量	鈉含量
紅燒牛肉麵	1 碗（約 575 克）	>2160
咖哩烏龍麵	1 碗（約 550 克）	>2160
麻辣鍋	1 碗（約 550 克）	>2160
榨菜肉絲麵	1 碗（約 500 克）	>2160
大腸麵線	1 碗（約 545 克）	>1440 ～ 2160
甜不辣	1 碗（約 400 克）	>1440 ～ 2160

　　台灣人有多愛吃糖你知道嗎？台糖公司統計，台灣一整年糖的消費量是 60 萬噸，平均每人每年吃掉 25 公斤的糖，在全世界排名第 11 位，其中又以含糖飲料跟各式各樣的甜點為主，也造就台灣人「亞洲最胖」的身型。手搖飲一年賣出 11 億杯以上，2021 年的冷熱飲料店總營業額為新台幣 924 億元，2022 年的飲料市場店家數飆破 2 萬 7,500 家。風靡全球的珍奶，喝一杯全糖的珍奶（500 毫升，熱量 470 大卡）大約需要散步（4 公里／小時）135 分鐘才能消耗熱量，如果快走（6 公里／小時）需要 85 分鐘。

喝一杯含糖飲料（一杯 500 毫升）要快走多久才能消耗掉熱量

6 公里／1 小時計算

kcal／分鐘

珍珠奶茶	470	85
芒果冰沙	420	76
可樂	255	46
蘋果汁	255	46
柳橙汁	235	43
芭樂汁	225	41
奶茶	210	38
加鹽沙士	205	37
水果茶	185	34
冰紅茶	170	31
冬瓜茶	165	30
運動飲料	140	26
麥茶	90	16
無糖茶／水	0	0
啤酒	245	45

資料來源：食品資料庫

吃糖就像吃嗎啡一樣

炎熱夏天，人手一杯飲料，是台灣常見街景。台灣號稱「手搖杯王國」，街頭巷尾隨處可見各式手搖杯飲料店，不少人更是每天都要來 1、2 杯，然而天天喝含糖飲料，不但可能

七葷八素，你都吃錯了：
揭開與健康、疾病相關的飲食祕辛

引起肥胖、慢性病，還可能導致禿頭！雄性禿（Androgenetic alopecia，又稱遺傳性禿髮）脫髮患者，平均每周會喝 4.3 公升的含糖飲料，若以大杯（約 700 毫升）的手搖飲料計算，約是每周喝 6 大杯手搖飲。根據調查，國內 50% 兒童每天至少喝一瓶含糖飲料，排名世界第二，僅次於以色列；而 19 歲～44 歲的族群，男性每周飲用含糖飲料 10 次，女性 7 次，攝取頻率較 10 年前增長兩倍。平均而言，每公斤體重每天需要攝取 30cc 的水，以 60 公斤重的成年人為例，每天至少要喝 1,800cc 的水。所以，一個健康的成人，每天大約要攝取 2,000cc 到 2,500cc 水才足夠，相當於 8 杯～10 杯的水。只可惜台灣的成年人和小孩，每天總是把含糖飲料當開水喝……。

吃糖就像吃嗎啡一樣，它會讓你有愉悅感，當吃糖變習慣之後，就像毒品上癮，容易越吃越多。吃太多糖，7 種癌症隨即找上門：乳癌、胰臟癌、大腸直腸癌、食道癌、胸膜癌、小腸癌、子宮內膜癌等。英國格拉斯哥大學（Glasgow University）代謝醫學教授納維德・薩塔（Naveed Sattar）博士表示，過去 30 年，高度發達國家的年輕人，肥胖率逐步提升，被診斷出患有第 2 型糖尿病的青少年，比過去任何時期多。第 2 型糖尿病主要與日常作息和飲食習慣有關，台灣糖尿病族群超過 200 萬人，等於路上每 10 個人就會有一個罹患糖尿病。殘酷的事實是，糖尿病併發症有可能讓更多年輕人「英年早逝」！

2019 年 7 月，《英國醫學雜誌》（British Medical Journal）

刊登了法國 NutriNet-Santé 隊列（queue）一個前瞻性的研究，從 2007 年～2019 年，總共收集 101,257 名年齡在 18 歲以上的參與者，平均追蹤約 5 年的時間，**發現常喝含糖飲料的人，罹患癌症的機率是一般人的 1.18 倍，罹患乳腺癌的機率是一般人的 1.22 倍。** 隨著飲食習慣西化的改變，台灣乳癌好發年齡比歐美國家更早，約在 45 歲～64 歲之間，近年來更有年輕化的趨勢，目前乳癌是國內女性好發癌症的第一名，已經連續 18 年蟬聯女性發生率最高的癌症！最新資料更顯示，乳癌已成為女性癌症致死率第三名，而且跟前一年相比，是所有癌症中發生率增加最多的。

事實上，除了乳癌之外，近來許多名人罹患的「癌王」胰臟癌，以及連續 15 年發生率最高的大腸直腸癌，都跟糖息息相關，主要是因為高血糖會損害胰臟，而且可能造成胰臟基因突變，增加罹患胰臟癌的機率；而糖分也會導致大腸直腸瘜肉的發生，進一步增加大腸直腸癌風險。此外，食道癌、胸膜癌、小腸癌、子宮內膜癌等，研究證實也都與攝取過多糖有關。

2009 年，美國加州大學舊金山分校小兒科教授羅伯·魯斯提（Robert H. Lustig）發表了一個以「糖：苦澀的事實」（Sugar: The Bitter Truth）為題的 90 分鐘演講。加州大學舊金山分校將此演講發布於 YouTube 上，作為醫學教育的一部分。這個特別的演講吸引了全世界的注意力，開始在網路上爆紅。現在該影片已經達到 1 千多萬次的瀏覽量，你知道該影片備受

七葷八素，你都吃錯了：
揭開與健康、疾病相關的飲食祕辛

注目的焦點是什麼嗎？答案就是「**糖有毒**」！

　　每個人大概都不認為自己吃糖過量，但衛生福利部國民健康署統計數字顯示，台灣是個螞蟻島，成千上萬的民眾就是耽溺於糖癮的螞蟻人。台灣人快醒醒吧，我們一直都吃喝錯了，就連 1986 年諾貝爾化學獎得主、前中研院院長李遠哲博士都親口證實：吃糖、吃鹽過量有毒！

　　近年來，國際間的醫學專家一再警告，糖吃多了會讓你身體的胰島素增加，半夜頻頻起床上廁所。也會使體內細胞的線粒體（Mitochondria）功能失常，引發線粒體的基因（DNA）產生突變，導致正常細胞變成癌細胞。阿茲海默症（失智症）、心血管疾病、糖尿病、肌肉萎縮症也跟線粒體功能失常脫不了關係。

▌全球的飲食習慣都吃太鹹了

　　全球的飲食習慣都吃太鹹了！世界衛生組織（WHO）訂定了全球鹽的攝取量在 2025 年要減少 30%。但就目前的報告顯示，只有 5% 的 WHO 會員國制定了強制性且全面的減鹽政策。如果減鹽不成，會造成全球 700 萬人提早死亡，WHO 總幹事譚德塞博士（Dr Tedros Adhanom Ghebreyesus）表示，不健康的飲食是全球死亡和疾病的主要原因，而鹽攝取量過多正是罪魁禍首之一。現在全球平均鹽的攝取量為每天 10.8 克，而

WHO 的建議是每天鹽的攝取量要少於 5 克。根據 WHO 的統計報告，目前全球只有 9 個國家（巴西、智利、捷克共和國、立陶宛、馬來西亞、墨西哥、沙烏地阿拉伯、西班牙和烏拉圭），實施限制鹽攝取量的政策，僅覆蓋 3% 的人口，四分之三的世界衛生組織成員國都沒有實施指引。目前全球民眾平均每天攝取的鹽量達 10.8 公克，是建議量的 2 倍，每年有兩百萬人，因為攝取過多的鹽而死亡。世界衛生組織建議，每人攝取的鹽不超過 5 克，大約是世界上平均攝取量的一半。其中許多高收入國家攝取的鹽分，約有 80% 左右都是來自加工食品，像是醃肉或者高鹽零食。世界衛生組織呼籲：如果旗下 194 個會員國，都能實施減鹽政策，可望在 2030 年拯救 700 萬條人命。

　　每 1 克食鹽含有 400 毫克的鈉，成人每日鈉的攝取不能超過 2,400 毫克（鹽的攝取量不能超過 6 克）！高鹽分的飲食，會抑制體內動脈的功能，使動脈以及微血管的血流量大幅減少。「吃重鹹」容易導致高血壓、腎臟病、胃癌等慢性疾病，還會讓身體浮腫、頻尿、頭腦昏沉。此外，鹽也是糖尿病的元兇，因為鹽會抑制胰島素的分泌，間接讓它失去作用，只要胰島素分泌減少，就會促使血糖升高，增加罹患糖尿病的風險。而鹽吃太多，鈣的流失也多，自然不利於骨骼健康。腎臟每排泄 1,000 毫克的鈉，就會損耗大約 26 毫克的鈣。高鹽分的飲食不僅容易罹患高血壓，還會傷及腎臟。全球有 19 億人吃太鹹，體重過重，可見高鹽飲食和肥胖有關，因為肥胖會讓胰島

七葷八素，你都吃錯了：
揭開與健康、疾病相關的飲食祕辛

素阻抗（Insulin Resistance）增加，使用效率變差，分泌更多胰島素，讓病人更容易飢餓，惡性循環下，不只體重飆升，更讓血糖居高不下。

全球有 19 億人吃太鹹

　　長期以來，人們一直認為，高鹽飲食對心臟來說具有危險性，會提高心臟病、中風和提早死亡的風險。但近期一項全球性研究發現，低鹽飲食也可能有害。與平均鹽消耗量進行比較，低鹽飲食可能會增加心血管疾病和死亡的風險。該研究發表在著名的醫學雜誌《柳葉刀》上，這項研究是由加拿大麥克馬斯特大學（McMaster University）和漢密爾頓健康科學調查中心（Hamilton Health Sciences）聯合進行。他們分析了跨越 49 個國家、超過 13 萬名受測者，重點集中在高血壓與正常血壓兩者之間的比較，了解鹽攝取量和死亡、心臟疾病和中風之間是否存在著關係。研究結果顯示，不管人們是否有高血壓，相較於平均鹽的攝取量，低鹽攝取量與心臟病發作、中風和死亡的發生率更具相關性。麥克馬斯特大學臨床流行病學和生物統計學副教授、論文主要作者安德魯・門特（Andrew Mente）博士表示：「儘管資料突顯高血壓的患者減少高鹽飲食的重要性，但也不支持減少食鹽攝取量到過低的水準。」

　　過高的鹽攝取量，一般被定義為每天超過 6 克鹽。英國國民保健署（NHS）即建議，英國成年人每天最多不超過 6 克食

鹽攝取量，大約相當於一茶匙。美國疾病控制和預防中心（CDC）則建議，美國人每天最好少於 2.3 克鹽，台灣衛生福利部建議，台灣人每天吃鹽不能超過 6 克。統計資料顯示，美國人每天平均會消耗 3.4 克鹽，加拿大人則在 3.5 克～4 克之間。過去也有一些研究表明，相較於平均攝取量，即使低鹽攝取意味著降低血壓，但低鹽飲食可能會增加心血管疾病和死亡率的風險。在這項全球性研究中，鹽攝取過高的人只有約 10% 罹患高血壓，所以應該均衡的攝取鹽，過猶不及都可能有不良的後果。

新英格蘭醫學雜誌（NEJM）、美國心臟協會（AHA）、美國食品和藥物管理局（FDA）相繼表態支持限鹽，認為低鹽飲食有害的說法，根本站不住腳。美國食品和藥物管理局指出，鈉的攝取量每天減少 400 毫克，每一年就可以預防 32,000 個心肌梗塞和 20,000 個猝死的個案，如果鈉的攝取量每天減少 1,200 毫克，每年就可能減少 1,100 萬的高血壓患者，10 年之後能夠預防大約 50 萬人死亡，節省 1,000 億美金的醫療費用。雖然健康的飲食要低鹽，但也要有適量的鹽，因為鈉能維持身體基本的滲透壓，血鈉過低會讓人的體力變差，電解質不平衡嚴重者，可能導致昏睡，甚至造成腦細胞損壞。血鈉不足的患者，反而要在水中加鹽、緊急注射生理食鹽水、吊點滴。由於現代人飲食過鹹，減鹽、低鹽的飲食策略是必須的，不過不能矯枉過正，鹽攝取過高不好，太低也很危險，很多老年人

七葷八素，你都吃錯了：
揭開與健康、疾病相關的飲食祕辛

有低血鈉症，倘若血鈉低於每百毫升 120 毫克以下（120mg/dl），會有意識不清、抽搐等生命危險。

兩千多年以前，老祖宗在《黃帝內經》一書中早已有「多食鹹，則脈凝泣而變色」的描述：鹹味吃多造成腎氣過盛而克制心氣，損傷心的功能。心是血的統領者，其功能不足會使血脈凝聚，臉色變黑。因此，有心悸、氣短、胸痛等不適的人，一定要少吃鹹。老祖宗從未在食物中添加鹽，只透過天然食物中少量的鹽來維持身體的運作。然而，演化至今，人類開始對鹽上癮，越吃越重，至今鹽的攝取量已是兩千多年以前的幾十倍！以至於身體機能無法將多餘的鹽分排出體外，導致心血管疾病和中風。然而，只要每天少吃 0.5 匙～1 匙鹽，持續兩周，就能顯著提升體內動脈的功能。何況鹽除了影響血壓以及血管功能外，更可能造成胃癌。美國癌症研究院（National Cancer Institute, NCI）估計，每多吃 1 克鹽，胃癌風險提升 8％！**習慣性的食用高鹽食物，如醃魚、醃製品、加工肉品，胃癌風險提升 25％**。這可能也是韓國人因常吃高鹽分泡菜，導致胃癌盛行率全國第一的原因了。

經典小吃鹽的含量很高

許多餐廳、小吃店、攤販的菜餚，常靠「獨門醬汁」調味，才成為美味佳餚，這是外食族群鹽攝取量超標的原因。下列醬汁、食物，鹽的含量很高：

佐料及醬料,如:蠔油、醬油、甜辣醬、番茄醬、沙茶醬等含谷氨酸鈉（Monosodium glutamate, MSG），亦稱味精的調味劑。
加工製品,如:醃肉、香腸、罐頭食品等。
含鈉的防腐劑,如:硝酸鹽、亞硝酸鹽。
食品添加劑,如:麵包、餅乾、穀物類食品可能含有抗凝結劑（Antitackiness Agent）、膨脹劑如碳酸氫鈉（Sodium Bicarbonate,俗稱小蘇打粉）。

　　最好選擇醋、檸檬、蔥薑蒜等取代醬油、味精等含鹽調味劑,同時多吃含有豐富鉀和維生素 C 的新鮮蔬果（如:深綠色葉菜類、生菜沙拉、芭樂、奇異果、檸檬、柑橘類水果等）,能軟化血管壁並有效提升血液中的一氧化氮,擴張血管。

　　還有一些經典小吃暗藏陷阱,例如麵線的鹽分相當高,每 100 克就含有 2,800 毫克的鈉,吃 1 碗麵線約是 50 克,就含有 1,400 毫克的鈉,假使吃 2 碗,1 天鈉含量就超標了。正確的做法是,麵線燙過的第 1 泡水倒掉,再燙 1 次才不會過鹹。吐司夾小小 1 片起士,就含有 330 毫克的鈉,假使再夾上火腿、培根或漢堡肉,淋上番茄醬,鈉就超標了。培根、香腸這類煙燻製品,每 100 克含有高達 700 毫克～800 毫克的鈉。最受歡迎的台灣小吃「大腸包小腸」,切開的糯米腸包著台灣香腸,還有酸菜等調味料,鈉攝取量爆表。魚漿製品經常被誤認為是健康食物,事實上,魚丸、貢丸這類魚漿製品,鈉的含量也非常高。每 100 克含有 700 毫克～800 毫克的鈉,而 1 顆大約 30 克的貢丸,約含 200 毫克的鈉,點 1 碗貢丸湯（3 顆貢

七葷八素,你都吃錯了:
揭開與健康、疾病相關的飲食祕辛

丸），再撒上胡椒鹽，鈉的含量同樣爆表。早餐許多人都喜歡吃原味玉米片，殊不知其中隱藏的鈉相當驚人。100 克就含有 750 毫克的鈉，以 1 包 30 克隨身包為例，就含有 230 毫克的鈉。根據統計，我們每天攝取的鈉含量，有高達 80%來自加工食品以及外食。日常生活中有許多隱藏的地雷食物，為了加強讀者的印象，特別列出地雷食物表，提供讀者參考：

第 1 名：低鈉鹽
榮登地雷食物冠軍，不少人喜好重口味，又擔心鈉攝取量過多，會去購買低鈉鹽來烹調，這些低鈉鹽的鈉含量，僅比一般鹽少 25%～ 30%，經常不知不覺，鈉就吃多了。

第 2 名：豚骨拉麵
一碗豚骨拉麵高達 7 克～ 9 克的鹽，含鈉量達 2,800 毫克～ 3,600 毫克，吃一碗鈉攝取量就超標，只吃麵和配菜不喝湯，鈉可驟減 20% ～ 70%，為健康著想吃豚骨拉麵不宜喝光湯。

第 3 名：泡麵
泡麵很多人喜愛，泡麵的調味包含鹽量相當驚人，以拌麵為例，每 100 克含鈉量 1,600 毫克，換算成鹽就是 4 克，有的人吃拌麵還會配上醬菜、醬瓜，一餐下來鹽的攝取量 5 克（鈉 2,000 毫克）。

第 4 名：麵線
麵線的鹽分相當高，每 100 克含有 2,800 毫克的鈉，吃 1 碗麵線（50 克），含有 1,400 毫克的鈉，吃 2 碗，鈉含量就超標，正確做法應是麵線燙過的第 1 泡水倒掉，才不會過鹹。

第 5 名：涼麵
坊間涼麵店所用的油麵，為了增加 Q 彈度，往往添加磷酸鹽或小蘇打，含鈉量非常高。油麵加上麻醬、炸醬，吃一碗涼麵等於攝取約 1,200 毫克～ 1,265 毫克的鈉，跟吃一碗泡麵差不多，醬汁最好減量攝取。

第 6 名：煙燻製品
培根、香腸這類煙燻製品，每 100 克含鈉量高達 700 毫克～800 毫克，很多人喜歡的「大腸包小腸」，不僅包有大腸、香腸，還有酸菜等調味料，1 份下來鈉攝取量爆表。

第 7 名：魚漿製品
魚漿製品經常被誤認為是健康食物，事實上，魚丸、貢丸每 100 克含有 700 毫克～800 毫克的鈉，而 1 顆大約 30 克的貢丸，約含 200 毫克的鈉，點 1 碗貢丸湯有 3 顆貢丸，再撒上胡椒鹽，1 碗下來鈉同樣爆表。

第 8 名：披薩
小小 1 片披薩，含有 350 毫克的鈉，假使再夾上火腿、培根或漢堡肉，再淋上番茄醬，一頓下來，鈉就超標。

第 9 名：厚片吐司
一片厚片吐司含有 1 克的鹽（小湯匙一匙），含鈉量約 400 毫克。

第 10 名：原味玉米片
許多人喜歡吃原味玉米片，其實其中隱藏的鈉相當驚人。每 100 克就含有 750 毫克的鈉，以 30 克隨身包為例，含有 230 毫克的鈉。

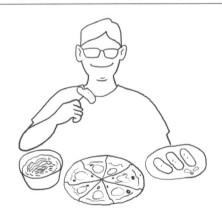

　　根據台灣衛生福利部國民健康署最新的資料顯示，男性在 4 歲以上、女性在 7 歲以上，就有鈉攝取量過高的狀況。代表我們在減鹽、減鈉這個健康議題上，還有很長一段路要走。

七葷八素，你都吃錯了：
揭開與健康、疾病相關的飲食祕辛

15 種與死亡相關的食物陷阱

我們每個人都有七葷八素的口腹之慾，從遠古鑽木取火的「煮食」再到如今的「煎、炒、烹、炸」；從單純的「就地取材」再到如今的「八大菜系」；從貧窮時期的「粗茶淡飯」再到如今的「色香四溢」。吃，越來越成為一種享受！但你真的會吃嗎？最近，世界上影響力最大的學術期刊《柳葉刀》，發布了全球飲食領域的首個大規模重磅研究顯示：全球近 20%（相當於 1,100 萬人）的人死於「吃」這件事。而從大數據分析來看，2017 整年度約有 1,000 萬人死於心血管疾病、91 萬人死於癌症、糖尿病造成 34 萬人死亡，殘障人口數之中有 66% 是上述三種病因所造成。這項研究統計追蹤了全球 195 個國家、調查長達 28 年（1990 年～2017 年）的 15 種飲食因素的攝取量，分析了世界各國因為飲食結構而導致的死亡率和疾病發生率。結果顯示，全球近 20% 的死亡案例，是因為不健康的飲食方式導致的，而從世界衛生組織大數據分析來看，2020 整年度全球約有 1,790 萬人死於心血管疾病、1,000 萬人死於癌症、170 萬人死於糖尿病，而中國因飲食問題造成的死亡人數居榜首！數據顯示，全球 195 個國家地區人民的健康食物和營養攝取量，無一達到標準。在 15 項不良飲食習慣中，引起死亡率最高的，分別是高鹽（鈉）飲食、全穀物攝取不足和水果攝取不足。而那些營養師告誡我們的紅肉、加工肉類、含糖

飲料甚至反式脂肪，反而在死亡因素中排行殿後。這顛覆了我們以往對錯誤飲食的印象——原來，最致命的健康殺手不是攝取過多的糖和油脂，而是鹽（鈉）吃太多、雜糧和水果吃太少！

　　吃鹽過多造成全球每年 300 萬人死亡，食用全穀類食品過少，同樣導致 300 萬人死亡，吃水果過少則導致 200 萬人死亡。此外，堅果類、植物種子、蔬菜、富含 Omega-3 的海產品以及纖維等吃的不足，也是造成人們提早死亡的主要原因。鹽是心血管疾病的的最大殺手，食鹽過量是造成人們短命的最大原因。麵包、醬油以及加工食品中都含有許多鹽。食鹽過多會導致血壓增高，增加心臟病和中風的危險，而多吃全穀類食品、水果和蔬菜，則可降低心臟病風險。除心血管疾病以外，癌症和第 2 型糖尿病也是與飲食有關的兩大死因。

　　膳食中吃得最少的健康食品，就是堅果和植物種子。不健康的飲食導致人的預期壽命減少兩年。地中海國家，西班牙和以色列是不健康飲食致死人數最低的國家，但東南亞、南亞以及中亞則正好相反。與飲食有關的死亡人數最低的是以色列，每 10 萬人有 89 個。但在烏茲別克，每 10 萬人中，就有 892 人由於不健康飲食死亡。中國是食鹽大國，中國人做菜少不了醬油以及其他含鹽量較高的調料。因此，中國是所有國家中由於吃鹽過多，導致死亡人數最高的國家。在健康飲食攝取方面，法國、丹麥和比利時都排在英國前面。英國飲食最大的問

七葷八素，你都吃錯了：
揭開與健康、疾病相關的飲食祕辛

題是缺少全穀類、蔬菜、水果、堅果和植物種子類，英國每年與飲食有關所導致的死亡人數為每 10 萬人中有 127 人。

這份飲食習慣調查分析的主筆，美國華盛頓大學健康計量與評估研究所（IHME）主任、醫學博士克里斯托福・莫瑞（Christopher J.L.Murray）表示：「不健康的飲食比世界上任何其他風險因素造成的死亡人數都多，高鹽以及健康食品攝取過少是最大的風險因素。平均來看，人們攝取的含糖飲料高於推薦量的 10 倍，鹽的攝取高出推薦量的 86%。」最常見的死因是心血管疾病，通常是因飲食油膩引起的。在全球前 20 名人口大國中，中國人因飲食不良造成的心血管死亡率（57.99%）和癌症死亡率（15.32%）均高居首位。而同在東亞的日本卻有著最低的全因死亡率、心血管疾病死亡率和糖尿病死亡率。

除此之外，我們每個人每天食鹽攝取超過 8 克，調查分析中推薦的最佳攝取量僅為 3 克。全穀物攝取量僅 30 克左右，根本達不到調查分析中推薦的最佳攝取量 125 克。而水的平均攝取量約 80 克，遠遠不及調查分析推薦的最佳攝取量 250 克。

在許多國家，貧富差距是飲食不健康的重要原因。醫生推薦每日攝取 5 份水果和蔬菜，在富裕的國家這筆支出只占家庭收入的 2%，在貧窮的國家卻占家庭收入的一半以上。2017 年，德國每 10 萬人中有 162 人死於不健康的飲食。主要問題是全穀物攝取過低，也就是每日少於 125 克。總體而言，德國在 195 個研究的國家中排名第 38 位。名列前茅的是地中海國

家。因不健康的飲食引起的死亡在以色列、法國和西班牙比例最低。這份飲食習慣調查分析，不包括營養不良、飢饉或酗酒引起的死亡。

地球上有 8 億人是食物來源缺乏，每天餓肚子，有 19 億人吃太多，體重過重。然而，這篇從 1990 年到 2017 年，橫跨 195 個國家的飲食習慣調查分析，並沒有把體重列入考量，而是針對 25 歲以上的成年人，分析 15 種與死亡最相關的飲食習慣。以下就是這 15 種不良的飲食習慣：

吃太多不健康食物

NG 1：鹽吃太多

每天總共吃超過 3 克的鹽。這部分是以每 24 小時尿液中排出的鈉，來計算吃進肚的鈉是否過量，而非用一次尿液排出的鈉來計算，因此並非每個國家都有這方面的資料可供統計。但總結來看，這是錯誤飲食習慣的第一名！**吃得太鹹、調味太重是危害健康的罪魁禍首。**

NG 2：全穀類吃太少

成人每天必須吃 100 克～150 克的全穀類，指的是從稻米、穀類、麥片等攝取天然的麩皮，胚芽和胚乳，並不是指澱粉總攝取量。可以試著減少白米飯、麵包、白麵條等「精緻澱粉」的攝取，但全穀類的麩皮，胚芽和胚乳含有重要的礦物質與維生

七葷八素，你都吃錯了：
揭開與健康、疾病相關的飲食祕辛

素！你可以選擇糙米、紫米、全燕麥、紅薏仁（糙薏仁）等標示為「全穀類」的穀物。研究顯示，大家平均只吃到建議量的四分之一，僅 30 克左右。

NG 3：水果吃太少

水果必須是新鮮的、冷凍的，或煮過的水果。喝果汁不算是吃水果，吃醃漬的水果也不算！研究建議水果一天吃 200 克～300 克。

錯誤習慣的前三名就是「吃太鹹」（鈉離子攝取過量）、「全穀類攝取過少」、「水果吃太少」，其中老年人味覺不敏感，最容易吃太鹹；而年輕人最容易犯的飲食錯誤則是全穀類攝取太少。

NG 4：堅果種子吃太少

每天必須吃 16 克～25 克的堅果、種子。常見的食用堅果是腰果、開心果、花生、核桃、栗子等。大家每天平均只吃 3 克的堅果種子，遠低於建議量的 21 克。

NG 5：蔬菜吃太少

每天必須吃新鮮蔬菜、冷凍蔬菜、乾燥蔬菜 300 克～430 克。喝蔬菜汁並不算吃蔬菜。吃醃漬類的蔬菜（泡菜）、豆類也不算！吃玉米、馬鈴薯等澱粉含量高的都不算蔬菜。

NG 6：Omega-3 脂肪酸吃太少

魚類海鮮中含有 Omega-3 脂肪酸，奶粉廣告裡常出現的 DHA 和 EPA 就是 Omega-3 脂肪酸。Omega-3 脂肪酸的來源主要是鮭魚、鯖魚、鯡魚，沙丁魚等海鮮，生蠔、螃蟹、淡菜裡也有。

NG 7：豆類吃太少

成人每天必須攝取 50 克～70 克的豆類。

NG 8：牛奶喝太少

每天必須攝取 350 克～520 克的奶類，不管是全脂、低脂、脫脂牛奶、羊奶都可以。但豆漿等其他植物類飲品不算奶類。目前平均牛奶攝取量不足建議量的五分之一。

NG 9：紅肉吃太多

每天豬肉、羊肉、牛肉的攝取量在 18 克～27 克之間，奶類、蛋類、魚類不算在紅肉裡。

NG 10：加工肉品吃太多

每天不要超過 2 克，並不需要固定攝取煙燻、醃漬、加防腐劑或其他化學製劑的加工肉品。研究顯示，我們每日平均吃加工肉品 4 克！

七葷八素，你都吃錯了：
揭開與健康、疾病相關的飲食祕辛

NG 11：含糖飲料喝太多

常常喝含糖茶飲、汽水、能量飲料等，會帶來多餘的糖分，糖分每天不能超過 5 克。果汁也不合適，除非喝的是百分百無添加果汁！許多人每日喝不少含糖飲料，從含糖飲料中攝取高達 49 克的糖，是建議攝取量的十倍！

NG 12：纖維吃太少

每天必須從蔬菜、水果、全穀類雜糧、豆類中，攝取纖維 19 克～28 克。

NG 13：鈣質吃太少

每天必須從牛奶、優格、起司攝取 1 克～1.5 克的鈣質。

NG 14：不飽和脂肪酸吃太少

飲食中含有不飽和脂肪酸的植物油、葵花油等，應該占每日熱量的 9%～13%。

NG 15：反式脂肪吃太多

反式脂肪是心血管疾病的元兇，政府單位早就明令禁止食用。

吃太少健康食物

這份飲食習慣調查分析，討論的是藏在飲食細節裡的「地

雷」。如果你仔細看，會發現「吃太少健康食物」帶來的死亡風險，比「吃太多不健康食物」更大！過去民眾熟悉的養生觀念，多是提倡少吃垃圾食物，而非多吃真正有營養的食品，其實現在的情況正好相反，人們吃太少健康且足夠營養的食物，在這次統計的 15 種健康食物之中，堅果和種子的攝取量達標者只有 12%，全穀物攝取量達標者只有 23%。堅果和種子攝取較多的地區是澳大利亞、西歐、高收入北美地區、北非、中東地區，台灣人的攝取量也低於及格線（3 克）。堅果含有大量對於心臟健康有益的 Omega-3 脂肪酸，以及多種維生素和礦物質。尤其是核桃在堅果類中含最多 Omega-3 脂肪酸，可以降低三酸甘油酯和血液黏稠度。

每日水果攝取量方面，東亞數據疲軟，沒達到及格線（100 克，等於一個蘋果或是一根香蕉），更別說最佳攝取量 250 克了。水果攝取最多的是加勒比海地區、拉丁美洲地區和東南亞地區，不愧是充滿了熱帶風情！不過全世界各地區大都沒達到最佳攝取量。特別提醒讀者，盡量避免晚上八點後吃水果，因為晚上人體代謝較慢，容易導致血糖升高或脂肪囤積。食用時間以飯後 1～3 個小時為宜，不宜空腹吃。

此外，糖尿病患者首選西瓜、蘋果、奇異果等含糖量較低的水果，建議每天攝取的量為 100 克～200 克，肥胖者少吃榴槤。和水果一樣，數據顯示，台灣人雜糧攝取量也低於及格線（30 克），攝取最多的依然是加勒比海地區、拉丁美洲地區和東南亞

七葷八素，你都吃錯了：
揭開與健康、疾病相關的飲食祕辛

地區，日韓地區這次過了及格線。同樣，全球都沒達到推薦的攝取量。蔬菜攝取最多的竟然是中亞、北非和中東（這些地區比較乾旱，竟然吃那麼多蔬菜），豆類攝取最多的是加勒比海、拉丁美洲地區、南亞、非洲部分地區。牛奶毫無疑問是高收入地區攝取較高，東亞還有很大差距，鈣的攝取與牛奶有一定的相關性，纖維的攝取是大洋洲和非洲西部最多。Omega-3 脂肪酸果然還是高收入亞太（亞洲與太平洋）地區攝取最多，有錢又靠海。

　　每日攝取 Omega-3 脂肪酸的統計，日韓在這方面，輕鬆超過了澳大利亞、西歐和北美，更不要說離及格線還遠得很的台灣了。多元不飽和脂肪酸則是高收入北美地區、拉丁美洲熱帶地區攝取較多，主要是一些植物油，如橄欖油、玉米油等。紅肉還是高收入地區攝取最多，東亞也不少。加工肉類就是北美最多了，主要是一些肉製品，如罐頭、熱狗、漢堡、香腸、燻肉等。鈉攝取最多的地區是東亞，拉高了全球水平，也許和烹飪方式相關，例如常使用各種高鹽醬料烹飪、吃榨菜、鹹菜、臘肉等含鹽較多的食物。

　　在這項調查分析中，也發現大洋洲因貧窮，飲食造成的死亡率最高，而亞太地區高收入國家的相關死亡率則最低。以色列、法國、西班牙、日本、安道爾大公國（Andorra）是飲食死亡率最低的國家。研究團隊認為，亞洲地區最大的飲食風險在於鈉含量，包括米醋、醬油等等。

　　營養師經常告誡大家飲食西化很不好，確實美國人吃了太

多加工食品、反式脂肪，但美國還在 195 個國家的飲食健康程度中排行前 50 名，印度排名第 118 名。然而，中國卻排在 140 名，每十萬人中有 350 人因飲食問題而死，在榜單上算是後段班，而中菜的最大陷阱就是「鹽分過多」！名列前茅、吃的最健康的國家是以色列、法國、西班牙、日本。在飲食中選擇較多的水果、蔬菜、堅果、橄欖油、魚類，最接近「地中海飲食」，對身體最有幫助。再重複一次，**最不好的飲食習慣就是吃太多鹽、吃太少全穀類、吃太少水果、吃太少堅果種子、吃太少蔬菜、吃太少 Omega-3 脂肪酸。**

15 項對健康有絕對影響性的飲食習慣 1990-2017

飲食習慣	定義	最佳攝取量（最佳攝取量範圍）	資料代表性指數（％）
飲食中水果含量低	平均每日食用水果（新鮮、冷凍、煮熟、罐裝或乾果，不包括果汁和鹹或醃製水果）	每天 250 克（200–300）	94.9
飲食中蔬菜含量低	平均每日蔬菜消費量（新鮮、冷凍、煮熟、罐裝或脫水（乾燥）蔬菜，不包括豆類和醃製或醃製蔬菜、果汁、堅果、種子和澱粉類蔬菜，如馬鈴薯或玉米）	每天 360 克（300–430）	94.9

飲食習慣	定義	最佳攝取量（最佳攝取量範圍）	資料代表性指數（％）
豆類含量低的飲食	豆類（新鮮、冷凍、煮熟、罐裝或干豆類）的平均每日攝取量	每天 60 克（50–70）	94.9
全穀物含量低的飲食	平均每日從早餐的穀物、麵包、米飯、義大利麵、餅乾、鬆餅、玉米餅、煎餅和其他來源中攝取的全穀物（麩皮、胚芽和胚乳占了多少自然比例）	每天 125 克（100–150）	94.9
堅果和種子含量低的飲食	堅果和種子食物的平均每日消費量	每天 21 克（16–25）	94.9
飲食中牛奶含量低	平均每日牛奶消費量，包括脫脂、低脂和全脂牛奶，不包括豆奶和其他植物衍生物	每天 435 克（350–520）	94.9
紅肉含量高的飲食	紅肉（牛肉、豬肉、羊肉和山羊肉，但不包括家禽、魚、蛋和所有加工肉類）的平均每日消費量	每天 23 克（18–27）	94.9
加工肉類含量高的飲食	平均每日食用通過煙燻、醃製、鹽漬或添加化學防腐劑醃製的肉類	每天不超過 2 克	36.9

飲食習慣	定義	最佳攝取量（最佳攝取量範圍）	資料代表性指數（％）
糖含量高的飲料	平均每日消費量為每 50.226 份 ≥ 8 千卡的飲料，包括碳酸飲料，蘇打水，能量飲料，果汁飲料，但不包括 100% 水果和蔬菜汁	每天 3 克（0–5）	36.9
飲食纖維含量低	平均每日從所有來源攝取纖維，包括水果、蔬菜、穀物、豆類	每天 24 克（19–28）	94.9
低鈣飲食	平均每日從所有來源攝取鈣，包括牛奶、優酪乳和乳酪	每天 1.25 克（1.00–1.50）	94.9
Omega-3 脂肪酸含量低的飲食	EPA（二十碳五烯酸）和 DHA（二十二碳六烯酸）的平均每日攝取量	250 毫克（200–300）每天	94.9
多元不飽和脂肪酸含量低的飲食	平均每日從所有來源攝取 Omega-6 脂肪酸，主要是液體植物油，包括大豆油、玉米油和紅花油	每日總能量的 11%（9–13）	94.9

七葷八素，你都吃錯了：
揭開與健康、疾病相關的飲食祕辛

飲食習慣	定義	最佳攝取量（最佳攝取量範圍）	資料代表性指數（%）
反式脂肪酸含量高的飲食	平均每日從所有來源攝取反式脂肪，主要是部分氫化植物油和反芻動物產品	每日總能量的0.5%（0.0-1.0）	36.9
高鈉飲食	24 小時尿鈉測試，每天以克為單位	每天 3 克（1–5）	26.2

資料來源：《柳葉刀》（The Lancet）

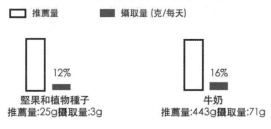

全球膳食目標 - 我們攝取量是否足夠

□ 推薦量　　■ 攝取量（克/每天）

12%
堅果和植物種子
推薦量:25g 攝取量:3g

16%
牛奶
推薦量:443g 攝取量:71g

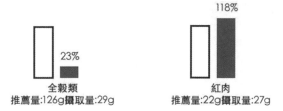

23%
全穀類
推薦量:126g 攝取量:29g

118%
紅肉
推薦量:22g 攝取量:27g

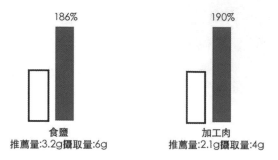

食鹽　　　　　　　加工肉
推薦量:3.2g攝取量:6g　　推薦量:2.1g攝取量:4g

食鹽過多引起的死亡

死亡率/每10萬人

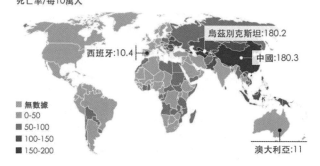

註：2017 年各國高鹽飲食死亡率

資料來源：《柳葉刀》（The Lancet）、英國 BBC 中文網

七葷八素，你都吃錯了：
揭開與健康、疾病相關的飲食祕辛

Chapter 2

吃喝馬虎病就來

「人生最大的錯誤就是，為了滿足口腹之慾而失去健康。」

——亞瑟・叔本華（Arthur Schopenhauer，德國著名哲學家，人類歷史上最偉大的夢想破壞者，1788 年～1860 年）

台灣是世界上大腸直腸癌發生率最高的國家

大腸直腸癌已經連續 15 年蟬聯台灣十大癌症之首,包括藝人豬哥亮、賀一航、李國修、余天的女兒余苑綺以及宋楚瑜夫人陳萬水、法醫楊日松、導演楊德昌、「心海羅盤」主持人葉耀星(葉教授)、前立委朱高正、名嘴汪笨湖、知名流行音樂大師陳志遠、爺孫戀男主角李坤城等人,都是因為大腸直腸癌病逝。大腸直腸癌高居台灣所有癌症死亡率第三名,僅次於肺癌、肝癌,每年有 20,000 多人被診斷出罹患大腸直腸癌,平均每 3 分鐘~5 分鐘就有一人罹患大腸直腸癌,死亡率大約三成。雲嘉南地區在盛行率、確診時晚期比例以及死亡率皆為全台最高。

一般認為,大腸直腸癌與飲食不正常有關,國人熱愛紅肉、加工食品、滷肉飯、香腸、珍珠奶茶、鹽酥雞等重口味、高熱量食物,皆為大腸直腸癌的危險因子。紅肉中含有左旋苯丙胺酸(L-Phenylalanine)及肌胺酸(Sarcosine),經過油炸或是燒烤後,所產生的致癌物質異環胺(Heterocyclic amine),有可能破壞人體細胞核中的去氧核糖核酸(DNA),誘導癌細胞產生,導致大腸直腸癌、乳癌、食道癌、肺癌、攝護腺癌、胃癌等。不僅如此,由於紅肉的纖維質很低,如果沒有搭配高纖維食物,很容易引起便秘,而便秘會影響膽汁及膽酸的中和,使得大腸上皮細胞(Epithelial Cells)受到刺激,因而癌化。

除了低纖維質飲食之外，高熱量及高脂肪的攝取，尤其是動物性脂肪，也會增加大腸直腸癌的發生率，這與高脂食物促進膽鹽的分泌，造成腸內細菌代謝成腫瘤誘發因子有關。尤其那些老坐著看電視，一邊吃炸薯條、鹽酥雞、爆米花的人，就是罹患大腸直腸癌最高風險的族群。

　　近年來國人飲食習慣趨於高蛋白、高脂肪、低纖維。國人平均油脂攝取量占總熱量 34%，這與衛生署建議的 23%～30% 相差甚遠；膳食纖維每日平均攝取量大約 14 克，也大幅低於建議量 25 克～35 克。高脂肪、低纖維的飲食型態，正是罹患大腸直腸癌的危險因子。高脂肪飲食會刺激肝臟合成膽酸，大腸中的細菌會將膽酸轉化為對腸道有害的代謝產物：次級膽酸（致癌物質），刺激腸壁，容易引發大腸直腸癌。必須減少紅肉、加工肉品的攝取。紅肉若經由碳烤、煙燻、油炸等高溫烹調，會釋出許多致癌物質，長期食用將增加大腸直腸癌的發生率。大腸直腸癌約 90%與飲食相關。食物所含成分可能包括有致癌突變原，如黃麴毒素（Aflatoxin B1）、黃樟素（Safrole）等。食物中不同成分的作用組合，如亞硝酸鹽（Nitrite）和胺類可組合成致癌物亞硝胺（Nitrosamine），烹煮過程中燒焦的蛋白質也會產生致癌物。

　　酒精雖非致癌因子，卻是輔助或共同致癌因子，也會促進腫瘤生長。依據美國心臟學會（American Heart Association）對飲酒的建議，男性不宜超過 30 克（drinks/ day），約相當於

啤酒 360 毫升，葡萄酒 100 毫升～120 毫升，白蘭地等烈酒
25 毫升～35 毫升。女性或 65 歲以上的人不宜超過 15 克。除
此之外，增加蔬果攝取量，可減少大腸直腸癌發生率。食物中
的纖維素會增加糞便體積，稀釋致癌物，促進腸道蠕動，減少
致癌物與腸壁接觸的時間。而鈣質會與腸道中的膽酸、脂肪酸
結合，形成不可吸收的鈣鹽（Calcium Salt），降低膽酸與脂肪
酸的作用，進而減少致癌的機會。

引發大腸直腸癌的地雷食物

類別	致癌物質	地雷食物	常見的範例
燒烤油炸	多環芳香烴、異環胺（註1）	烤肉類、油炸類	燒肉、烤魷魚、炸雞、炸排骨、鹽酥雞
高溫（如烘焙、油炸、澱粉類）	丙烯醯胺（註2）	早餐、消夜、零食、小吃	洋芋片、薯條、黑糖、杏仁果、烤吐司、咖啡、油條
飲料	高果糖玉米糖漿（註3）	含糖飲料	珍珠奶茶、氣泡飲料、罐裝果汁飲料
紅肉（註4）	高脂肪	牛肉、豬肉、羊肉、加工肉類	漢堡肉、絞肉、丸類、鍋貼、貢丸
加工食品	亞硝酸胺（註4）	加工肉類、醃漬類	香腸、熱狗、培根、醃漬蔬菜、肉類罐頭、醃漬罐頭

資料來源：台北市立關渡醫院關渡人月刊

（註1）高蛋白質含量的食物如牛、豬、魚、雞肉，因富含胺基酸和肌酸（Creatine），在高溫（>150 ℃）烹煮時，蛋白質會分解或變性產生異環胺（Heterocyclic Amines）。溫度越高、加溫時間越長，會導致更多異環胺，甚至致癌性更高的多環芳香烴（Polycycilc Aromatic Hydrocarbons, PAHs）產生。這兩類物質被體內特殊的酵素代謝活化後，有可能破壞去氧核糖核酸（DNA），因而致癌。調查顯示，若攝取大量燒烤、油炸的肉類，會提高罹患大腸直腸癌的風險。

（註2）富含碳水化合物的食品，例如馬鈴薯、杏仁果、穀類及咖啡等，經由高溫（尤其超過 120°C）烹煮，如油炸、烘焙、燒烤、乾煎，食品中的碳水化合物（例如葡萄糖、果糖、乳糖等）與胺基酸（天門冬醯胺）就很容易藉由美拉德反應（Maillard Reaction），生成丙烯醯胺（Acrylamide）。丙烯醯胺在 1994 年被國際癌症研究中心（IARC）列為「2A 類可能致癌物」。

（註3）高果糖玉米糖漿（High Fructose Corn Syrup, HFCS）：簡稱高果糖糖漿，成本低廉。目前市面上大多數含糖飲料，都有大量高果糖糖漿。高果糖糖漿是極傷身的食物，攝取過量會產生許多疾病，如肥胖、慢性疾病、**非酒精性脂肪肝**、心血管疾病、失智甚至罹患癌症。

（註4）紅肉及**亞硝酸胺**：世界衛生組織（WHO）轄下的國際
　　　癌症研究中心（IARC）將香腸、熱狗、培根、火腿等
　　　加工肉品（含**亞硝酸胺**），列為與香菸、石綿、檳榔、
　　　柴油廢氣同級的第一級致癌物（Group1），可能引發
　　　大腸直腸癌，紅肉則被列為第二級 A 類（Group 2A）
　　　致癌物。同級致癌物包括除草劑的重要成分嘉磷塞
　　　（Glyphosate，台灣稱為年年春）。

　　2022 年 8 月，美國《**胃腸病學**》期刊（American Journal
of Gastroenterology）有一份以探討西式飲食、致病菌及大腸
直腸癌關係的研究，該研究共有 13 萬餘人參加，每 4 年調查
飲食 1 次。參加者以醫療工作人員為對象，分別為健康專業人
員追蹤研究（Health Professionals Follow-up Study）及護士健康
研究（Nurses'Health Study）。研究結果發現，參與者中 1,175
人罹患大腸直腸癌，其中 111 人的大腸直腸癌細胞中，找到一
種特殊大腸桿菌（E Coli），而其他 1,064 人的癌細胞中，並沒
有這種大腸桿菌。這種大腸桿菌會分泌名為聚酮合酶
（Polyketide synthases, PKS）的化學物質，刺激腸道發炎，最後
導致癌症。該研究證實 3 點：

1. 飲食和大腸直腸癌有密切關聯。

2. 大腸直腸內的細菌和一些大腸直腸癌有關。

3. 西式飲食可能經由改變大腸直腸內的細菌生態，使致病細菌

七葷八素，你都吃錯了：
揭開與健康、疾病相關的飲食祕辛

的特殊化學分泌物聚酮合酶刺激腸道發炎，最後導致癌症。

2023 年 3 月 1 日，美國癌症協會（American Cancer Society, ACS）發布《2023 年大腸直腸癌統計》指出，新診斷出的大腸直腸癌患者中，年紀小於 55 歲的比例在過去 30 年中，幾乎增加了一倍。1995 年診斷出 大腸直腸癌的病患中，55 歲以下者占 11%，2019 年則增加至 20%。

所有的疾病都始於腸道

西方醫學之父希波克拉底有句名言：「所有的疾病都始於腸道。」（All disease begins in the gut.）人體腸道中的有益菌——益生菌（Probiotics），會對病原體以及毒素形成天然的防禦網，一旦防禦網被破壞，細菌、毒素就會通過腸道，長驅直入，在人體各個器官引發疾病。美國塔夫茨大學（Tufts University）和哈佛大學研究團隊，最近在國際頂尖醫學期刊《英國醫學雜誌》（The British Medical Journal, BMJ）發表前瞻性的報告，發現平常喜歡吃加工食品，包括培根、火腿、香腸、含糖飲料、果汁飲料等等的男性，罹患大腸直腸癌的風險增加 30%。加工食品含有硝酸鹽會破壞腸道中的益生菌，含糖飲料會導致消化道細胞發炎。研究團隊指出，加工食品缺乏可預防大腸直腸癌的各種營養素：膳食纖維、鈣、維生素 D，卻讓人吃下大量的人工乳化劑、甜味劑、調味劑、防腐劑、色素、調酸劑等食品添加物。美國臨床腫瘤醫學會（American

Society of Clinical Oncology）的期刊也刊載了一篇研究，根據 5,635 名大腸直腸癌的患者跟 4,515 名對照組的體重分析，發現一生之中超重、肥胖的時間越久，罹患大腸直腸癌的比例越高，最高可達 2.5 倍。

一項發表在《英國醫學期刊》（BMJ）最新出版的《腸胃》（Gut）期刊的新研究指出，青春期大量飲用含糖飲料，可能會在成年後增加罹患癌症的風險，每天都喝大量含糖飲料的女性，罹患早發性（40 歲以下）大腸直腸癌的機率也比較高。美國華盛頓大學聖路易斯分校（Washington University in St. Louis）的研究團隊，為觀察受試者的含糖飲料攝入量和成年早期發生大腸直腸癌的風險，追蹤了 1991 年～2015 年間約 10 萬名受試者，受試者皆為女性註冊護士。研究發現，每天喝超過 2 份含糖飲料的女性，50 歲以前診斷出早發性大腸直腸癌的機率，比成年後每天喝不到 1 份的女性多 2 倍以上，每天喝下 1 份含糖飲料的風險增加 16％。若是從 13 歲～18 歲這段成長和發展的重要時期，每天喝 1 份含糖飲料，恐會增加 50 歲前罹患大腸直腸癌的風險 32％。1 份為 8 盎司，相當於 240 毫升。

大腸直腸癌常發生在大腸中的結腸或直腸，其中高達 9 成是腺癌（Adenocarcinoma），癌細胞長在大腸直腸內壁，從細小的腺性瘜肉（Polyp）慢慢長成惡性腫瘤。如果能早期發現、早期治療，治癒率很高。沒有早期發現進行治療，癌細胞容易轉移到身體其他部位，尤其是轉移到肝臟與肺臟。50 歲以上

的族群定期進行大腸鏡篩檢，才能早期發現。治療多以手術為主，晚期則會使用放射線治療、化學治療和標靶藥物等。

有這些症狀小心是大腸直腸癌：

排便習慣改變：突然發生慢性腹瀉、便秘。這常是腸道的腫瘤引起狹窄或有不正常的分泌物。
糞便形狀改變：當糞便漸漸變細，常是腸道狹窄，發生病變，也有可能是其他病因，例如腸道結核，慢性大腸炎等疾病，但大多數是因為腸道內有了不正常的組織。
排泄黏液：除了腹瀉，腸炎時會產生一些黏液，罹患大腸直腸癌或者長瘜肉也會發生。
便血或糞便帶血。
裏急後重（Rectal Tenesmus）：這是指常有便意，老是感覺肛門裡有東西，常上廁所，又解不出來。
腹痛、腹脹、絞痛。
貧血、疲勞、虛弱、臉色蒼白：臨床上許多大腸直腸癌的初始症狀就是貧血，尤其是在右側大腸病灶。由於瘤慢性出血，量較少，糞便顏色改變不多，不易以肉眼從糞便發現出血，常須靠潛血反應檢查。若再加上營養不良，貧血就會更明顯。
食慾不振、體重減輕：大腸直腸癌早期體重減輕情形，一般並不明顯，但因腫瘤阻塞，腹痛，導致營養攝取不良或腫瘤轉移而使體重逐漸下降。
腹部腫瘤：少數的大腸直腸癌以腹部腫瘤表現，有些是腫瘤本身太大，轉移至其他臟器，有些是因腸阻塞，大便堆積於腸內，腹部可觸診到腫瘤狀的病灶。
轉移至其他器官：少數病人在發現腫瘤時已是末期，因臟器轉移症狀才診斷出來，例如轉移至肝臟引起黃疸，轉移至肺部引起呼吸困難，轉移至骨頭導致疼痛。

資料來源：台灣癌症基金會

缺乏維生素 D 罹患大腸直腸癌的機率暴增

美國癌症協會（American Cancer Society）、哈佛大學陳曾熙公共衛生學院（Harvard T.H. Chan School of Public Health）等機構的科學家發表在國家癌症研究所（National Cancer Institute）期刊的研究報告，發現人體體內的維生素 D 如果維持在正常充足的狀態，罹患大腸直腸癌的風險，將比缺乏維生素 D 的人降低三成。美國癌症協會流行病學家瑪姬·麥卡洛（Marji McCullough）博士的研究團隊，分析彙整 17 項研究報告，共有 5,706 名大腸直腸癌患者參與，以及 7,107 名並未罹患癌症的受試者作為對照組，持續追蹤 5 年半，發現血中缺乏 25-羥基維生素 D 者，較血中 25-羥基維生素 D 濃度充足者，罹患大腸直腸癌的機率暴增 31%。

此外，哈佛大學陳曾熙公共衛生學院的研究發現，血清中 25-羥基維生素 D〔25-hydroxy vitamin D, 25（OH）D〕水平越高，端粒長度越長。哈佛醫學院（Harvard Medical School, HMS）調查數據分析了年齡和染色體端粒長度之間的關聯，結果發現，血清 25-羥基維生素 D 水平在 50nmol/L 以上的中年人群（40 歲～59 歲），其白血球染色體端粒長度，明顯長過血清 25-羥基維生素 D 水平在 50nmol/L 的中年人群。現任哈佛大學醫學院臨床與轉化流行病學研究室講師宋明洋（Mingyang Song）博士的研究報告，發表在《腸道》（Gut）期刊，研究人員招募 318 名大腸直腸癌患者，及 624 名並未罹患

七葷八素，你都吃錯了：
揭開與健康、疾病相關的飲食祕辛

癌症的受試者，作分析比較。結果發現，血中 25-羥基維生素 D 濃度越高者，罹患大腸直腸癌的機率就越低。研究人員認為，這是因為血中 25-羥基維生素 D 與體內的免疫系統共同合作，有效抑制這類惡性腫瘤的生長所致。

美國加州恩西尼塔斯市（Encinitas）的非營利組織，草根健康營養研究所（GrassrootsHealth）發表於《公共科學圖書館》（PLoS ONE）期刊的分析報告，研究人員招募 2,304 名年齡約 55 歲的女性受試者，結果發現：血液中 25-羥基維生素 D 濃度≧100 nmol/L 的婦女，罹患癌症的風險與血液中 25-羥基維生素 D 濃度低於 50 nmol/L 的婦女相比，大幅降低了 67%。

血液中 25-羥基維生素 D 濃度與健康的關係

濃度（nmol/L）	濃度（ng/mL）	健康狀態
<30	<12	維生素 D 缺乏可能導致嬰兒佝僂病與成人軟骨症
30～<50	12～<20	對成年人的骨骼以及整體健康有不利的影響
≧ 50	≧ 20	有利於健康成人的骨骼與整體健康
>125	>50	可能會有副作用尤其是在濃度大於 150nmol/L 時

ng/mL 轉換為 nmol / L 時，請將 ng/mL 乘以 2.5，例如 50ng/mL 相當於 125 nmol / L。

▌台灣洗腎率世界第一被稱為「洗腎王國」

　　台灣佛教界的兩大宗師，高雄佛光山創辦人星雲法師、台北法鼓山創辦人聖嚴法師，皆飽受洗腎之苦，先後圓寂，令人不勝唏噓。台灣洗腎率世界第一，有超過 200 萬名腎臟病患者，每百萬人有超過 3,500 人在洗腎，洗腎人口數超過 10 萬大關，且逐年上升中，年年虧損的健保，花最多錢的項目就是洗腎，比癌症還多。六成的洗腎患者都活不過 10 年，盛行率也是世界第一，被稱為「洗腎王國」。

　　一般人聽到洗腎總是相當驚恐，其實，保養腎臟並不難，改變日常飲食就是保護腎臟、遠離洗腎的第一步！多吃新鮮蔬果、多喝水，尤其注意鹽、糖不能過度攝取。比如香腸、火腿、起司、滷肉飯、控肉飯、排骨飯、泡麵、紅燒牛肉麵、豚骨拉麵、大腸麵線、甜不辣、泡菜、炸薯條、鹽酥雞、臭豆腐、漢堡、披薩、熱狗、洋芋片、肉鬆、肉脯、魚鬆、味噌、海帶、麵線、油麵、雞精、番茄醬、吐司、蘇打餅乾、鮪魚罐頭、肉醬罐頭、珍珠奶茶、含糖飲料、果汁、芒果冰、冰淇淋、布丁、甜甜圈等是常見的高鈉、高糖食物，卻容易被民眾忽略。除此之外，油炸、燒烤、大火快炒等高溫烹調的食物，會產生多種致癌物質，增加腎臟的負擔。

　　究竟慢性腎臟病患者應該怎麼吃？腎友們需特別留意，洗腎前或洗腎後的飲食並不同，其中最大的差別在於蛋白質的攝

七葷八素，你都吃錯了：
揭開與健康、疾病相關的飲食祕辛

取量。慢性腎臟病患者吃進蛋白質後，身體會產生含氮（Nitrogen）廢物，以至於過多含氮廢物堆積在血中，引起中毒的現象（如尿毒症）。因此對於腎功能不好，但還未到洗腎程度的患者來說，應攝取適量的「高生物價值」的蛋白質，以維持身體所需。當患者開始洗腎，身體產生的含氮廢物可藉由洗腎排出體外，甚至還會促使更多的蛋白質流失。因此，使用血液透析或腹膜透析的洗腎患者，不僅不必限制蛋白質的攝取量，甚至必須攝取比一般人更多的蛋白質。一般成年人每日每公斤體重，蛋白質攝取量約 1 克，慢性腎臟病患者約 0.6 克～0.8 克；洗腎患者約 1.2 克。

台灣人吃很多有毒的東西

　　台灣人吃很多有毒的東西，卻渾然不知，洗腎的人有 70% 是血糖、血壓沒有控制好，20%是因為吃太多消炎止痛藥，10%是自己亂煮青草茶，亂拿中藥或亂買地下電台的黑心藥丸。即使得到癌症，很多人也搞不清楚病因，只會接受醫生的建議：吃藥、開刀、化療、電療。一位懸壺濟世情為民，仁心

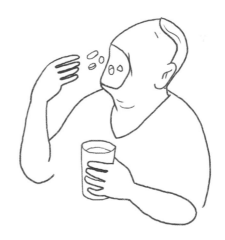

仁術暖鄉鄰的好醫師，應該要教導病人養成良好的生活習慣，從飲食中傳授病人正確觀念，如何預防疾病，讓他們盡量少生病不生病，而非只是針對病灶開立處方，給病人藥吃來進行治療。你知道台灣人有多愛吃藥嗎？根據台灣食藥署的資料，台灣人每年吃掉 22 億顆胃藥、10 億顆止痛藥、10 億顆安眠藥。每天吃 20 顆藥的比比皆是，甚至有人 28 天吃了 1,016 顆藥，平均 1 天 30 顆藥。

台灣人吃的藥是美國人的 7 倍，美國人比較注重疾病的預防，美國醫療費用最主要就是住院。美國保險公司死也不讓被保險人住院，因為一天的住房費用高達美金 3,000 元，這還不包括醫生的診療費用，如果再加上各式各樣的檢查費用，住院一個禮拜，往往必須支付美金 5 萬元（台幣 150 萬元）以上。

台灣的健保偏重於幫國人治病，所以嚴格說來不是全民健保，而是全民醫保。我們不注重疾病的預防，住院又很便宜，醫療費用全世界最低！健保拼命提供照顧跟醫療，可是洗腎的病人卻沒減少。根據美國腎臟數據系統（USRDS）最新年度報告，台灣洗腎病人的發生率跟盛行率蟬聯世界第一已經 30 年了，而且還遙遙領先發生率第二名的美國以及盛行率第二的日本！我們有沒有一點反省能力？只會抱怨洗腎花太多錢，健保署公布 2019 年「最燒錢」疾病，慢性腎臟病「榮登」首位，治療費用全年度高達 533 億元，4 年後的今天，洗腎的治療費用全年度可能已經接近，甚至超過 600 億元。

七葷八素，你都吃錯了：
揭開與健康、疾病相關的飲食祕辛

一個人會洗腎難道沒有原因嗎？台灣有很多地下電台，販賣來歷不明的藥物，中草藥偏方，鼓吹神奇療效，免開刀。這些成藥很多都含有非類固醇抗發炎藥（Non-Steroidal Anti-Inflammatory Drug, NSAID），非類固醇抗發炎藥物會干擾花生四烯酸、前列腺素，使流向腎絲球的血流減少，從而導致腎絲球過濾率下降，尿素氮、肌酸酐的數值往上爬升以及血壓升高。若慢性腎臟病患者服用非類固醇抗發炎藥物，原本用以維持腎臟灌流與腎絲球過濾率的前列腺素分泌會被抑制，血管不再擴張，腎臟的血液灌流量下降，腎功能會因此加劇惡化。美國腎臟醫學會（American Society of Nephrology）的官方網頁，將此議題列為聰明就醫（Choosing Wisely）的建議。如果你仔細看台灣的電視，會發現許多置入性行銷的節目都在販賣成藥，請醫生、營養師、藝人背書推銷，尤其播放鄉土劇的時段，廣告時間都在賣成藥，這些電台和電視台販賣的成藥，許多老人家從小到大都聽了、也看了 40 年～50 年了。

腎臟是由上百萬個腎絲球（Glomerular）所構成，腎絲球就是由微小的血管組成，它像是一個小過濾器，代謝人體中的毒素。當血糖控制不佳，長期血糖偏高時就會影響到腎絲球，使腎臟慢慢失去排泄廢物以及控制水分與鹽分平衡的功用。

過去一講到洗腎，往往認為是飲食過鹹，事實上吃甜比吃鹹更容易洗腎。此外，國外研究也發現，每天喝含糖飲料，8年後可能導致腎衰竭！高油、高鹽、高糖都是非常危險且傷腎

的食物，吃太鹹導致高血壓，高血壓是造成洗腎最常見的原因，但現今台灣有接近五成左右的洗腎患者是因為糖尿病產生的併發症，導致腎功能損壞，是洗腎的主要原因。台灣飲料店跟超商密度都是全世界第一，人手一杯珍珠奶茶絕對是台灣奇蹟。根據衛生福利部國民健康署「國民營養健康狀況變遷調查」，高達 83.6％的 19 歲～44 歲成人、93.9％的國中生及 88.9％的高中學生，每周至少喝 1 次含糖飲料。台灣人有多愛喝飲料？根據經濟部統計，台灣每年約可賣出 11 億杯手搖飲，2021 年的冷熱飲料店總營業額為新台幣 924 億元，2022 年的飲料市場店家數飆破 2 萬 7,500 家。手搖飲比罐裝飲料對身體的傷害更大，因為手搖飲中的是果糖，果糖的代謝跟一般的葡萄糖不一樣。

果糖是依賴肝臟代謝的，在代謝的過程中會轉換成三酸甘油脂（Triglycerides）然後變成脂肪，不只肝臟堆積成脂肪肝，更容易導致代謝症候群，也就是糖尿病前期的最大元兇。喝飲料除了導致肥胖與糖尿病，也會導致痛風。當果糖代謝的時候，產生腺嘌呤（Adenine），嘌呤（Purine）其實就是「普林」，會變成尿酸，最後演變成痛風。根據研究，每天喝 1～2 杯含糖飲料，比 1 個月喝不到一次的人，高尿酸血症的風險增加 85％，痛風導致腎病變也成為洗腎的原因。知名《科學》（Science）期刊刊登的一項動物研究顯示，**手搖飲常使用的高果糖玉米糖漿（HFCS）與肥胖和大腸直腸癌風險增加有關，特別是與瘜肉生長有顯著相關性。**

七葷八素，你都吃錯了：
揭開與健康、疾病相關的飲食祕辛

糖吃多了易得癌更容易洗腎

專家學者建議一周不要喝超過 3 杯飲料，若超過這個限制，年輕時可能只會覺得身體水腫或胖胖的，一旦過了 30 歲，腎功能會比一般人衰退的更快，40 歲可能就要洗腎；而飲料持續喝 10 年，痛風、糖尿病、腎臟透析的比例就會大幅度增加。糖吃多了易得癌，上世紀 80 年代可樂等含糖飲料的流行，更讓全世界的糖攝取量大為提升，世界上的肥胖率也開始大增。肥胖是癌症的危險因素，肝癌、前列腺癌、卵巢癌等等都跟肥胖有關。除了肥胖造成的癌症風險升高，糖的攝取還可能額外增加大腸直腸癌的風險，尤其廣泛使用的玉米糖漿。

2019 年，美國細胞生物學家路易斯‧坎特利（Lewis C. Cantley）發表在知名《科學》（Science）期刊的一項研究顯示：每天給小鼠喝 400 微升的 25%高果糖玉米糖漿（相當於人類每天喝 355ml 的含糖飲料），會加速小鼠腸道腫瘤的生長，小鼠腸道中的腺瘤（Adenoma）數量明顯增加，而這與其肥胖與否無關。研究還表明了飲用含糖飲料，會直接促進腫瘤生長機制。玉米糖漿之中有接近一半的糖是果糖，這些果糖直接被腸道的腺瘤利用，促進了腺瘤的糖酵解（Glycolysis），為腫瘤提供了極為依賴的脂肪酸。

吃太甜逐漸成為破壞台灣年輕人腎臟的主要原因，根據國家衛生研究院所做的「2018 年腎病年報」，透析的好發年紀雖然大部分還是 65 歲，但有一個需要警惕的現象是：「過去 40

歲以下的透析患者，大部分是因為腎絲球腎炎，現在已經有超過三成以上的人是因為糖尿病。」非常不幸的是，糖尿病真的越來越年輕化了，根據 2019 年公布的「台灣第 2 型糖尿病年鑑」中，就提到 2000 年～2014 年，糖尿病的人數增加了 2.6 倍，而除了高齡化的影響之外，其實更重要的是 20 歲以下的罹病比例也大幅增加，已經比 10 年前多了 40%，這跟年輕人喜歡喝含糖飲料的文化，絕對脫離不了關係。

除了糖以外，吃太鹹也是造成洗腎的主要原因。你知道嗎？身體只需要少量的鈉（每天少於 500 毫克），就可以正常運作，即使不額外攝取，還是可以從天然飲食中獲得足夠的量。一般天然食物中原本就含有鈉，如果你沒有偏食的習慣，每天吃 3 份蔬菜、2 份水果，就可以吃到足夠的量（1 克～2 克的鹽）。然而，再加上加工食品和人工調味料中的鈉含量，幾乎絕大多數人都超標了。

根據國民營養調查，台灣 19 歲～64 歲的人每日鈉的攝取量，男性為 4,498 毫克，女性則是 3,511 毫克，相對於國健署建議的每日攝取量 2,400 毫克（鹽 6 克），整整高出約 1 倍。除了吃進去看得到的鹽之外，還有一些外表看不出來的高鹽食物陷阱，要特別注意。不少人因為喜好重口，又擔心鈉攝取量過多，通常都會購買低鈉鹽來烹調，而且毫不在意使用量，有時候甚至比平常用鹽量多了 1 倍～2 倍；要知道這些低鈉鹽的鈉含量，僅比一般鹽少 30％或 50％（一般鹽 100 克含有

七葷八素，你都吃錯了：
揭開與健康、疾病相關的飲食祕辛

40,000 毫克的鈉，而低鈉鹽 100 克也有 17,000 毫克的鈉），經常不知不覺，鈉的攝取量就比平常還要多。

　　人過了 40 歲後腎絲球過濾率（eGFR）以每年 0.8～1 ml/min/1.73m2 的速度下降，有些人腎功能衰退速度快、有些人卻能一直保有良好的腎功能，除了疾病因素外，經年累月不自知的傷腎壞習慣，就是造成腎功能衰退快的原因！腎臟科醫師特別整理出 10 大常見傷腎的壞習慣，提醒民眾注意。

10 大傷腎習慣你中了幾項呢？

1. 水喝太少
你注意過自己一天喝多少水嗎？長時間不喝水、尿量減少，就會增加尿液毒素，導致腎功能損傷，建議一天至少要喝上自己體重的 4%～5% 的水量。大家可透過尿液顏色判斷喝水量是否充足。若尿液呈完全透明狀態，表示補充過多水分，飲水過量會稀釋血液中的電解質，引發水中毒，若呈黃色或橙色，表示缺水，應盡快補充水分。

2. 高油、高鹽、高糖飲食
高糖、高油容易引發肥胖，肥胖會使體內的水、鈉滯留過多，加重腎臟負擔，產生腎臟病變，而長期攝取過多鹽，會增加腎臟負擔及慢性腎病的風險。應減少外食比例、降低醬料調味，改用天然蔥、薑、蒜、辣椒、香料等。

3. 精神壓力與熬夜
精神壓力與熬夜除了造成免疫能力衰弱外，也容易造成高血壓、高血糖與夜間頻尿，更是腎功能惡化的因素。戒除熬夜的壞習慣，養成晚上 11 點前入睡，每天散步、曬太陽的習慣。

4. 濫用止痛藥、抗生素與成藥
台灣買藥太方便，造成藥物濫用。止痛藥、抗生素與感冒消炎等成藥，一直是藥局熱銷的商品。台灣人吃了好幾年的止痛藥或成藥，結果造成各種急、慢性腎功能損傷。不要亂買成藥，需要止痛消炎，務必諮詢醫師。

5. 飲料、加工類食品

台灣大街小巷都是便利商店、飲料店、早餐店甚至夜市，購買加工食品很方便，而且台灣人從小只愛喝飲料，不喝白開水，三餐、消夜、點心只吃方便的加工食品，殊不知飲料含糖分太高，加工食品含有反式脂肪，這些對腎臟都會造成莫大的傷害。

6. 憋尿

憋尿時，膀胱就像一個被水不斷撐大的氣球。當它累積 200cc 的尿液時，就會產生尿意，500cc ～ 600cc 時，膀胱會過度膨脹，控制排尿的肌肉變得鬆弛。尿液更多時，可能引起膀胱破裂。控制排尿的肌肉，就像彈簧，長期處於擴張狀態，就會變得鬆弛，導致排尿困難，甚至無法排尿、尿失禁。長時間憋尿，膀胱黏膜的抗菌能力就會降低，使細菌有機可乘，造成尿路感染、泌尿道結石，誘發急性腎盂、腎炎等。有憋尿習慣的人，罹患膀胱癌的風險比一般人高 3 倍～ 5 倍。

7. 不愛運動

不愛運動是腎臟病的高危險群，根據美國第二次國民健康與營養調查（National Health Interview Survey, NHIS）指出，不運動者跟常常運動的人相比，罹患慢性腎臟病的風險為 2.2 倍；挪威的一篇研究也發現，不運動者跟每周運動 3 小時以上的人相比，罹患慢性腎臟病風險為 2.14 倍。每天只需要運動 30 分鐘，就可以改善蛋白尿與腎絲球過濾率。

8. 吃黑心藥丸

台灣賣藥的地下電台，十分猖獗，販賣來歷不明的藥物、中草藥偏方，鄉下的老人家，很容易受騙上當，光雲林縣民一年花在買不明藥物的錢就高達 14 億，導致洗腎的人口越來越多。賣藥電台能存活，生意還很好，追根究底就是講得天花亂墜，而且很會關懷老人。老人就是喜歡有人關懷，但醫生、藥師不會。

9. 飲酒過多

慢性腎臟病者若有飲酒過量的習慣，平均餘命會較一般人減少 8 歲～ 10 歲，在台灣慢性腎臟病治療指引中，建議慢性腎臟病者，每天飲酒量不宜超過 2 杯（每杯的酒精標準量為 13.6 克），換算成不同酒品的飲用上限，酒精濃度 5% 的啤酒上限為 700ml、酒精濃度 12% 的紅酒上限為 280ml、酒精濃度 40% 的威士忌上限為 80ml、酒精濃度 58% 的高粱酒上限為 60ml。

七葷八素，你都吃錯了：
揭開與健康、疾病相關的飲食祕辛

> **10. 抽煙與空污 PM2.5**
>
> 你知道空氣污染對腎臟的傷害有多大嗎？空氣中的 PM2.5 濃度，平均每增加 10ug/ 立方米，罹患膜性腎病（Membranous Nephropathy, MN）的風險就增加 14%。膜性腎病會導致患者體內蛋白質從血液中漏出來，體內蛋白質的缺失將導致水腫，膜性腎病發展到末期就是尿毒症。除此之外，一根煙抽完，房間裡的 PM2.5 將超標 10 倍。

心血管疾病的元兇是反式脂肪並非膽固醇

美國伊利諾大學厄巴納-香檳分校（University of Illinois at Urbana-Champaign）終身教授佛瑞德・奧古斯特・庫莫洛（Fred August Kummerow），28 歲那年（1943 年），獲得威斯康辛大學麥迪遜分校（University of Wisconsin-Madison）生物化學博士學位，隨後相繼在堪薩斯州立大學（Kansas State University）、南卡羅萊納州（South Carolina）的克萊門森大學（Clemson University）化學系任教，1950 年轉入伊利諾大學厄巴納-香檳分校，致力於研究脂質化學、飲食與心臟病的關係。備註：錢思亮是該校化學博士（1934 年），曾任台灣中央研究院院長（1970 年～1983 年）、台灣大學校長（1951 年～1970 年）。

1955 年 9 月 23 日，美國總統艾森豪（Dwight D. Eisenhower）在科羅拉多州丹佛市的高爾夫俱樂部打完 18 洞之後，偕同第一夫人瑪咪（Mamie）前往岳母家過夜。9 月 24 日

凌晨 1 點半，突然心臟病（心肌梗塞）發作。主治醫師保羅・杜德利・懷特（Paul Dudley White）經過艾森豪總統同意之後，9 月 25 日向美國民眾公布總統的病情，並且提出心臟病的預防措施：戒菸、減壓，同時在飲食上減少攝取飽和脂肪。備註：1960 年 6 月 18 日，艾森豪總統曾經以現役總統（第 34 任美國總統）的身分訪問台灣，是美國歷屆總統中唯一的一位。

懷特在醫學界早已廣為人知，被譽為現代心臟病學先驅，美國心臟病學之父，1931 年他發表了經典著作《心臟病》，他在預防性心臟病學方面的開創性工作，對美國和全球數百萬人的生活方式產生了積極影響。從美國總統到診所裡可憐的小老百姓，懷特為所有人提供了最好的診斷和護理，每個人都同樣受到歡迎。他把病人都當作紳士，不分國王或是貧民，而是以普遍的人性發自內心。許多王公貴族都是他的病人，例如尼加拉瓜、哥倫比亞和菲律賓總統以及建立美國鐵路帝國的科尼利厄斯・范德比爾特（Cornelius Vanderbilt）、美國鋼鐵大王安德魯・卡內基（Andrew Carnegie）。當然，他最著名的病人就是美國前總統艾森豪，艾森豪心臟病病發之後，懷特撰寫了一篇有關預防心臟病發作的文章，該文章刊登在《紐約時報》的頭版。該篇文章吸引了超過五千萬名讀者閱讀。懷特介紹了一種健康的生活哲學，其中包括三個主要要素：樂觀，運動和工作。懷特於 1973 年 10 月 31 日去世，享年 87 歲。懷特一生

七葷八素，你都吃錯了：
揭開與健康、疾病相關的飲食祕辛

中寫了 12 本書和 700 多篇科學文章。

　　以往美國每年用於心臟病的研究，只有區區幾百萬美金，艾森豪總統罹患心臟病的新聞發布之後，美國國會迅速增加了心臟病的研究經費，庫莫洛博士才有機會獲得美國國家衛生研究院（National Institutes of Health）的撥款，對心臟病展開長期研究。有次，他在實驗室中解剖了當地醫院捐助的 20 幾名因心臟病或中風而死亡者的動脈血管，發現這些人的血管完全被反式脂肪（Trans fat）堵塞住，心臟組織之中也殘留著大量的反式脂肪酸。

　　於是，庫莫洛博士決定進一步做些相關的實驗來一探究竟，他選擇老鼠作為實驗的研究對象，用反式脂肪餵養老鼠，結果老鼠的血管充滿斑塊，出現動脈粥樣硬化（Atherosclerosis）的現象，當他在老鼠的飲食中去除反式脂肪後，老鼠的動脈粥樣硬化便逐漸消除，接下來對豬的實驗也出現相同的結果。這意味着，人類或動物生前吃下的反式脂肪並沒有被完全代謝掉（一般脂肪在身體內 7 天左右就會被代謝）。

　　1957 年庫莫洛博士把這一項實驗研究結果發表在《科學》（Science）雜誌上，但並沒有引起太多的注意。同年，他在聯邦貿易委員會（Federal Trade Commission，簡稱 FTC，是一個保護美國消費者利益的聯邦機構）上公開反對反式脂肪，委員會的成員不以為然的奚落他：「你只是個化學家，並不是心臟專家，你的研究結果只是化學實驗室的個案，缺乏臨床實驗的

醫學數據，很難令醫學界接受。」令他頗為無奈。

　　三度獲得美國科學作家協會（National Association of Science Writers）頒發「科學社會新聞獎」的美國新聞記者加里‧陶伯斯（Gary Taubes）曾經寫道：「1955 年 9 月艾森豪總統第一次心臟病發作後，改變了日常的飲食習慣，三餐用沙拉油和人造奶油烹調食物，體重卻胖了兩公斤，接著放棄早餐吃的燕麥和脫脂牛奶，改吃梅爾巴吐司（Melba toast）和水果，但體重依然減不下來。他開始不吃早餐，並且改用玉米油烹調食物，膽固醇卻持續升高，後來改喝脫脂牛奶和速溶咖啡，膽固醇水平竟然高達 259。」究竟艾森豪總統的飲食出了什麼問題，導致他 1969 年心臟病再度發作而亡，享年 78 歲，罪魁禍首會不會就是反式脂肪，因為他吃了 6 年的沙拉油、人造奶油、梅爾巴吐司、速溶咖啡都含有反式脂肪。

反式脂肪會阻塞動脈血管

　　庫莫洛博士早就意識到食物中的人造反式脂肪，會阻塞動脈血管，也會取代全身的正常脂肪酸，影響正常細胞的功能，對在加工食品中使用人造反式脂肪深惡痛絕。他發表了許多篇相關的論文，強調氫化植物油會使體內低密度脂蛋白（LDL）膽固醇升高，導致冠狀動脈心臟病發生，只是他的這項研究在當時的時空背景下太前衛了，又缺乏科學數據，所以並沒有引起各界重視。1968 年，他呼籲美國心臟協會要求食用油廠

七葷八素，你都吃錯了：
揭開與健康、疾病相關的飲食祕辛

商，減少起酥油和人造奶油中的反式脂肪含量，以必須脂肪酸Omega-3（亞麻酸）替代 Omega-6（亞油酸），業界勉強接受他的意見，果然 1968 年之後，美國冠心病的死亡率持續下降。

1980 年，美國哈佛大學公共衛生學院（Harvard School of Public Health）流行病學和營養學教授沃爾特・威利特博士（Walter Willett），相當重視庫莫洛博士針對反式脂肪的科學實證分析，因此在他所領導的長期大規模護士健康研究計畫（大約 12 萬名護士的飲食資料）中，加入了反式脂肪項目，調查飲食中的反式脂肪對護士們健康的影響。經過十多年的追蹤，結果發現，攝取最多反式脂肪的護士，她們因冠狀動脈心臟病而住院或死亡的風險，比一般人高出 50%。在 1980 年代，人造奶油是反式脂肪的主要來源，也與心臟病的高風險有關。

這項研究調查顯示，女性食用含有反式脂肪的食品與心臟病之間有著密切的關係，這是反式脂肪的良莠和醫學觀點的轉捩點。沃爾特・威利特博士尤其讚揚庫莫洛博士啟發他將反式脂肪納入分析，並感謝庫莫洛博士對這項健康研究計畫的協助。

在上述這項研究調查結果發表的同一年（1993 年），沃爾特・威利特博士在地中海飲食的會議上，公布了「地中海飲食金字塔」，是全世界第一個推出地中海飲食金字塔圖的人。《新英格蘭醫學期刊》於 2006 年刊登了一份反式脂肪相關研究總

結報告，指出只要攝取極低量的反式脂肪，就會大幅提高冠心病的風險。該研究顯示，美國因心臟疾病而死的人當中，每年有 3 萬到 10 萬人歸因於食用反式脂肪。

2009 年，95 歲的庫莫洛博士向美國食品及藥物管理局（U.S. Food and Drug Administration, FDA）提出了禁止使用反式脂肪的 3,000 字請願書。這份請願書之中，詳細說明了反式脂肪會使血液中低密度脂蛋白膽固醇升高，斑塊堆積血管以及冠狀動脈血栓風險增加。即使美國聯邦法律要求在 180 天內做出回應，但是經過漫長的 4 年等待，FDA 並未回覆他的請願書。2013 年，當時已 99 歲高齡的庫莫洛博士基於科學良知，對 FDA 提起了訴訟。

2014 年 5 月，庫莫洛博士在接受美國國家廣播公司（American Broadcasting Company，簡稱 ABC）記者訪問時表示，「動物性蛋白質是全蛋白，含有人體所需的所有必需胺基酸，而植物性蛋白質並非全蛋白，它缺乏一到兩種必需胺基酸，無論吃多少都算缺乏蛋白質。胺基酸大多數都存在於動物性脂肪之中，例如，雞蛋、豬肉、牛肉、起司（Cheese）、全脂牛奶、雞肉和魚。如果你吃這些食物，將擁有建構內皮素（Endothelin, ET）所需的 21 種胺基酸，它們在體內具有激發生命力的所有功能。而內皮素是一種能夠強力促進血管收縮的內生性物質，它與高血壓及心血管疾病，例如冠狀動脈硬化及心臟纖維化的形成有密切關係。而雞蛋是動物性蛋白質最佳的

來源，蛋白質利用率高達 90%，含有 9 種胺基酸、礦物質和維生素，也是上天送給人類最好的食物。」

2015 年 6 月 16 日，FDA 終於正式宣布，人類飲食中「人工反式脂肪」（Artificial trans fats）主要來源的部分氫化油脂「不被認為是安全的」，並要求食品製造商在 3 年內從產品中移除，也就是說 2018 年 6 月 18 日之後，美國國內的食品禁止使用人工反式脂肪。當庫莫洛博士獲悉這項消息時，已年滿 100 歲，依然在伊利諾大學校園他所專屬的實驗室工作，他對前來採訪的媒體記者說了這麼一句經典的話語：「這不是我的勝利，而是科學的勝利。」庫莫洛博士經過漫長的 60 多年堅持與科學研究的執著精神，迫使 FDA 最後不得不向科學真理低頭。根據統計，FDA 的這項決定，每一年可以挽救全球約 100 萬人的性命。

此外，庫莫洛博士是最早提出牛油（Butter）、奶油（Cream）、起司（Cheese）和肉類中的飽和脂肪，適量攝取實際上對身體是有益的，並不會導致動脈阻塞的科學家。這個觀點提出時曾經引起爭議，如今已經被證明是正確的。他還指出，除非氧化，否則膽固醇不會造成動脈硬化，真正造成動脈硬化的並非膽固醇，而是血管上沉積的鈣，膽固醇氧化後所形成的鞘磷脂（Sphingomyelin）使鈣的堆積加劇，增加血管堵塞的可能性。即使膽固醇正常，也有可能因為氧化而堵塞血管。讓膽固醇氧化的原因很多：年紀大了、攝取過多含糖的食物、

飲料和油炸物，若想遠離心臟疾病，除了盡量避免吃油炸物之外，也不能吃太多甜食，即使是水果亦必須注意糖分的攝取量。他每天早餐吃奶油煎雞蛋，喝三杯全脂牛奶，吃豬肉、牛肉、雞肉、魚類、蔬菜水果和各種穀物，避免加工食品和炸薯條，或許這正是他保持健康長壽的百歲飲食祕訣。

2017 年 5 月 31 日庫莫洛博士病逝家中，享年 102 歲，結束了他精彩的一生，留給世人無限的緬懷與追思。伊利諾大學校長羅伯特・瓊斯（Robert J. Jones）表示，庫莫洛教授是一個特立獨行的科學研究者，60 多年來儘管遭受到無數次的冷嘲熱諷，但他從未放棄自己的遠見和堅持，一路走來始終如一，終於贏得世人的尊敬，也改變了人們錯誤的飲食觀念。

2017 年 6 月 2 日，《紐約時報》以「反式脂肪最早期的反對者」當標題，特別報導他逝世的消息，隔天，2017 年 6 月 3 日 《華盛頓郵報》也特別報導了這則新聞，標題是：「最早對反式脂肪提出警告的科學家」。

吃雞蛋不敢吃蛋黃

佛雷明罕心臟病研究（Framingham Heart Study）是美國衛生總署（NIH）管轄之下的國家心肺血液研究所（National Heart, Lung, and Blood Institute）的一個研究項目，選擇距離波士頓大約 30 公里的小市鎮佛雷明罕（Framingham），5,200 多位 30 歲～62 歲的居民，祖孫三代為研究對象，觀察他們的

七葷八素，你都吃錯了：
揭開與健康、疾病相關的飲食祕辛

生活、飲食習慣跟遺傳基因，試圖找出影響心血管疾病的危險因素。研究開始於 1948 年，距今已經持續 75 年，這是美國有史以來規模最大，時間最長的醫學研究，美國前總統艾森豪的御醫懷特博士是重要的推手。這項研究顯示：並無任何科學憑據足以證明，食物中的膽固醇與心臟病具有密切的關係，**高血壓和高水平的低密度脂蛋白膽固醇，才是心血管疾病的兩個主要危險因素**。長期以來，許多醫生和醫學專家皆認為，食物中的膽固醇是造成心血管疾病的主因，導致一般人嚇得吃雞蛋不敢吃蛋黃，甚至每周只敢吃一個雞蛋。

事實上，有許多真實狀況支持上述這項研究結論，例如愛斯基摩人、北美印第安人、北歐挪威的原住民薩米人（Sámi），他們消耗大量含有膽固醇的食物，但並未罹患動脈硬化和心臟病。但是，當他們採取文明人的飲食習慣，開始吃冷凍食品、泡麵、罐頭食品、餅乾以後，卻罹患了心血管疾病。實際上，紅肉，家禽類，魚和海鮮中，都富含維生素、礦物質、必需脂肪酸和必需胺基酸。而且，維生素 B12 僅在肉類中發現。當探險家們發現薩米人、北美印第安人和愛斯基摩人時，他們的健康狀況極佳，即使飲食幾乎全部都是肉類。愛斯基摩人生活在加拿大北部馬更些河（Mackenzie River）三角洲上，完全以鮭魚，北美馴鹿和海豹為食。

北美印第安人主要的營養食品佩米坎（Pemmican），是一種脂肪和蛋白質的濃縮混合物，將牛肉、麋鹿肉切碎或搗碎，

並混有融化的脂肪。這種飲食使孩子變得強壯健康。美國政府後來將印第安人轉移到保留地，向他們提供穀物，麵粉和糖作為食物，但不包括肉類。這些高碳水化合物的飲食，破壞了印第安人的健康，導致肥胖，糖尿病，心臟病和癌症層出不窮，一直持續到今天。薩米人，這個北極圈內最後的白人土著，他們的生活幾乎全仰賴馴鹿，主食是風乾的馴鹿肉和風乾的馴鹿心臟搭配馬鈴薯，因為北極的氣候嚴寒，沒有太多食物可以選擇，所以他們幾乎吃盡馴鹿的所有部位，完全不浪費。

北極探險家和人類學家維爾賈穆爾‧斯蒂芬森（Vilhjalmur Stefansson），1906 年～1918 年，在加拿大北極地區與因紐特人（Inuit）同住（其實因紐特人就是愛斯基摩人，只是他們不願意承認），前前後後生活了 11 年，觀察並依循他們的飲食方式。因紐特人在北極圈嚴寒的環境下，整年幾乎完全只吃肉類和魚類，喝熱呼呼的北極熊跟海豹的血，以維持自己的體溫，但他們卻沒有任何人罹患高血壓、高膽固醇、高血脂、心臟病和肥胖。因紐特人有三種吃魚的方式：生吃、燒烤和水煮，他們通常吃鮭魚、鱒魚，晚上的照明是燃燒海豹或是鯨魚的油，每個人都裸睡，一絲不掛，蓋著毛毯。凌晨 4 點起床，扛著步槍在雪地上搜尋早餐，早餐之後所有的因紐特男人和大約一半的女人，都會去釣魚。中午返回營地，吃燒烤的鮭魚、鱒魚，有的時候早餐午餐都吃冷凍魚，搭配玉米棒、香蕉，晚餐吃水煮魚，睡覺之前會將晚餐吃剩的魚吃光。因紐特人認

七葷八素，你都吃錯了：
揭開與健康、疾病相關的飲食祕辛

為，魚頭是魚最營養的部分，都留給孩子吃。

因紐特人不喜歡加了鹽的食物，他們喜歡吸菸，也從孩子小的時候開始教孩子吸菸。從因紐特人日常的飲食生活來看，生活在文明社會的我們，目前對維生素和礦物質的每日建議攝取量（RDA）或許是錯誤的。因紐特人藉由吃海豹、北極熊、北美馴鹿、狐狸、狼、鯨魚、魚和鳥來攝取動物性脂肪，大部分熱量來自肉類和天然動物脂肪。飲食中維生素 C 和維生素 K 含量較低，但他們並沒有罹患壞血病或其他相關的疾病。因紐特人的飲食方式，打破了長久以來均衡飲食的營養理論。斯蒂芬森不禁讚嘆：不文明的因紐特人是世界上最幸福的人。

斯蒂芬森在 1949 年出版的《不只是麵包》（Not By Bread Alone）一書中寫道：「大多數的因紐特人，饑荒時才吃蔬菜。假如肉類要配上碳水化合物以及蔬菜，才算營養完整，那因紐特人算是吃得不健康，但他們可說是我見過最健康的人。他們擁有健康的牙齒，沒有齲齒，骨骼強壯，毫無骨質疏鬆的跡象，也沒有罹患心臟病、心血管疾病、癌症以及糖尿病跟肥胖。」醫生和營養學家普遍認為，人類不能單靠肉食維生，必須攝取植物性食物，以補充維生素 C 跟鈣質。1928 年，斯蒂芬森為了證明自己和因紐特人，採用完全肉食的飲食方式，並不會對身體健康造成不利的影響，跟一位曾經加入北極圈探險的夥伴卡斯登・安德森（Karsten Anderson），受邀參加了由康奈爾大學（Cornell University）醫學院附屬機構，紐約市貝爾

維尤醫院（Bellevue Hospital）羅素聖人病理研究所（The Russell Sage Institute of Pathology）進行的飲食實驗，實施一年只吃肉類和喝水的生活。參與這項實驗的共有 7 個學術機構，其中包括全美國頂尖的康奈爾大學醫學院、哈佛大學、約翰·霍普金斯大學、芝加哥大學。

貝爾維尤醫院實驗中的所有肉類飲食中，動物脂肪占80％，動物蛋白質占 20％。在一年的時間裡，他們只吃新鮮的肉，每天吃兩磅新鮮瘦肉跟 1.5 磅脂肪。此外，斯蒂芬森和卡斯登遵循因紐特人的習俗，吃魚骨頭並咀嚼肋骨，以便從中獲得一定量的鈣質。斯蒂芬森指出，他被研究人員要求吃瘦肉，極瘦的肉有時會產生「消化不良」。先前的經驗是，瘦肉會在第二或第三周無脂肪的情況下導致疾病，而斯蒂芬森在貝爾維尤醫院的第三天出現噁心和腹瀉。他將疾病快速發作，歸因於實驗食用的瘦肉和之前在北極探險食用的胖馴鹿肉不同。吃了肥肉後，他在兩天內完全康復。然而，最初的不適卻轉變成 10 天的持續便秘。一年實驗結束之後，他們的健康狀態完全正常，身上找不到任何毛病，也沒有罹患缺乏維生素 C 就會引起的壞血病。

實驗結束時，斯蒂芬森的牙齦炎消失了，儘管他牙齒上的牙垢沉積增加了，但一切都無大礙。負責監督飲食實驗的各個科學領域專家，經過 3 個月的討論，終於做出了這項實驗的結論：「**完全的肉類飲食，並不會對身體健康有不利的影響。**」

七葷八素，你都吃錯了：
揭開與健康、疾病相關的飲食祕辛

這項實驗的結論是醫學界難以接受的，卻是千真萬確的科學事實，也給全球的營養學界投下了一顆威力十足的震撼彈。斯蒂芬森再度成為媒體的寵兒，知名度更是快速竄升，美國民眾視他為偶像，但他依然低調，持續採取因紐特人的全肉類飲食，並一直保持良好的健康狀況，直到 1962 年 8 月 26 去世，享年 82 歲。1986 年 5 月 28 日，美國郵政總局特別為他發行紀念郵票。

你離自然界越遠，疾病就會離你越近

毫無疑問，最明智的飲食應該是人類遵循了數百萬年的飲食，這種飲食強調新鮮的肉類或動物蛋白，並輔以有益的植物性食物以及大量勞動來增強體魄。斯蒂芬森和卡斯登吃新鮮的肉，只要中溫烹調（高溫烹飪會破壞肉類和植物性食品中的維生素 C）就能獲得充足的維生素 C，以前認為維生素 C 僅存在於植物中。不管是愛斯基摩人（因紐特人）、北美印第安人或者是薩米人，他們的日常飲食幾乎完全是以肉類、魚類的天然動物脂肪為主，過著健康愜意的生活，這似乎意味著，人類只要距離自然界越近，疾病就會離你越遠；相反的，如果你離自然界越遠，疾病就會離你越近。許多營養學家普遍認為，因紐特人經常食用的鮭魚中，含有豐富的 EPA 和 DHA，也就是Omega-3 脂肪酸（不飽和脂肪酸），有助於調節三酸甘油脂、膽固醇、血壓，防止心血管病變，同時還能降低血液的黏稠

度，保持血液暢通，預防血栓以及中風。

自古以來，人類在所有肉類和天然動物脂肪，包括內臟器官的飲食中，始終都過著非常健康自然的生活。然而，多項科學研究證明，原始社會從以肉食為主的狩獵生活，轉變為以米食為主的農耕生活之後，人類的健康狀態便急轉直下，百病叢生。古埃及人就是一個很好的例子，前王朝時期有大量的野生動物如羚羊、瞪羚、河馬、鱷魚、鴕鳥和各類淡水魚、鹹水魚等，還有許多較小的野生動物如驢、綿羊、山羊、野牛甚至鬣狗，都可以成為餐桌上的佳餚，因此古埃及人的身體非常健康強壯。但隨後，野生動物數量不斷減少，野味漸漸地變成只有富人才可享用的食材。前王朝時期之後，古埃及人的飲食習慣產生變化，主食都是麵包和啤酒，造成身體肥胖，導致一連串的疾病。英國曼徹斯特大學（The University of Manchester）的考古學家朱迪思・米勒（Judith Miller），利用 X 射線發現，許多古埃及人口腔內都有嚴重的齲齒，一般人可能不知道蛀牙會引發其他相關的疾病，例如引起全身性感染、腎臟炎、敗血症等。

美國生化學教授喬治・曼恩（George V. Mann），在 1960 年代與范登堡大學（Vanderbilt University）研究團隊，遠赴非洲肯亞研究馬賽族人（Masai）的飲食習慣，發現馬賽族人幾乎只吃肉類（大量的羊肉或牛肉），還有喝這些動物的血和奶。曼恩指出脂肪在馬賽族人的每日熱量中至少占 60%，而且

七葷八素，你都吃錯了：
揭開與健康、疾病相關的飲食祕辛

所有脂肪都來自動物，也就是說大都是飽和脂肪。令人驚奇的是，馬賽族人比美國人還要健康，他們的血壓與體重比同年齡的美國人低很多。曼恩幫 400 名馬賽族男性照心電圖，並未發現任何心臟病的跡象。接著他又解剖了 50 具馬賽族男性的大體，只發現一位疑似有心肌梗塞，而且馬賽族人也沒有癌症或糖尿病等慢性病。世人不禁懷疑，如果肉食會致病，這些茹毛飲血的馬賽族人，怎麼會如此健康呢？難道是基因的問題，會不會是馬賽族人的基因比較優良？就有專家認為，馬賽族人儘管飲食中富含飽和脂肪，但仍然具有如此低的膽固醇水平，這是因為他們身體內具有獨特的反饋機制（遺傳因素），可以抑制我們大多數人所沒有的內源性膽固醇合成。可是，後來有一群馬賽族人遷移到肯亞的首都奈洛比（Nairobi），都市化之後，他們飲食的內容改變了，血中的膽固醇水平也變得比較高，這顯示馬賽族人的基因跟文明社會的人，並沒有什麼不同。

高血壓是心血管疾病最主要的因素

1980 年，被國際營養學界稱為「地中海飲食之母」，「地中海飲食」一詞的創造者希臘雅典大學醫學院教授安東妮雅・崔科普蘿（Antonia Trichopoulou）博士發現，地中海飲食的發源地克里特島當地的農民，飽和脂肪的攝取量已增加了 50%，心臟病發病率卻還是很低，這令她大吃一驚，當地人的飲食跟

所謂地中海飲食已經差了很多，然而當地人的整體健康狀況，仍然 一如往昔。

1984 年 3 月 27 日《時代雜誌》的封面主角是膽固醇，膽固醇被認定是心臟病的罪魁禍首。然而，我們來看看下面這幾位科學家的說法，安塞‧基斯（Ancel Benjamin Keys）是美國明尼蘇達大學生物學與病理學家，1952 年他提出「飲食——心臟理論」（Diet-Heart Theory），指出飲食中脂肪的攝取量與心臟病的死亡率有緊密關聯，但跟膽固醇無關。美國著名心血管專家德懷特‧倫德爾（Dwight Lundell）博士，在心臟外科工作了 25 年，2005 年他揭露了一項驚人的數據，有近 75% 的心臟病患者，膽固醇水平相當正常。倫德爾博士表示，當他替心臟病患者進行手術的時候，發現他們的冠狀動脈病灶，呈現出泛紅和腫脹，他馬上就想到這是血管發炎的病兆。

事實上，著名的哈佛大學醫學教授保羅‧里德克（Paul Ridker），早在 1997 年就注意到了和德懷特‧倫德爾博士同樣的問題，也就是半數以上心臟病發作的人，膽固醇水平都十分正常。他當時就懷疑是某種發炎的症狀起了誘導的作用，為了驗證自己的想法，他開始進行一項高靈敏度 C -反應蛋白（CRP）的測試。測試之後果然證明，血管長期處於發炎狀態，才是誘發心血管疾病的根源。長期攝取高糖飲食、Omega-6 含量高的多元不飽和脂肪、加工食品和冷凍食品中的反式脂肪，也會增加身體發炎的機率，同時損傷動脈中的內

七葷八素，你都吃錯了：
揭開與健康、疾病相關的飲食祕辛

皮細胞。市面上大多數的精製植物油——葵花油、亞麻籽油、大豆沙拉油、玉米油、花生油、調合油等等，大都 Omega-3 含量不足，Omega-6 含量過多，越來越多的研究表明 Omega-6 含量過多，會導致體內發炎。

美國政府已經在 2015 年的《居民膳食指南》中，取消了對膽固醇每日 300 毫克的限制，並且宣稱日常飲食不必再擔心過量攝取膽固醇。人體中的膽固醇大部分（80%）是自身合成的，它在肝臟製造，是一種油性的蠟狀物質，只有小部分（20%）是來自於食物，通常分為內源性膽固醇和食源性膽固醇。你吃進很多膽固醇時，身體就會減少製造膽固醇，體內的膽固醇短缺時，我們的身體會主動製造膽固醇。而且，人體對於膽固醇的吸收具有調控的能力，膽固醇吃多了，人體對於膽固醇的吸收率就會下降。並不是吃進多少膽固醇，身體就會照單全收，人體可以隨時調整膽固醇的需要量。事實上，人體不能沒有膽固醇，沒有膽固醇你就活不下去，它是細胞膜的組成分子，缺乏膽固醇對人體將造成重大的影響，包括：人體的細胞將無法自我修復、人體將無法合成維生素 D、沒有鈣質也就無法形成骨骼、肝臟無法製造膽汁脂肪將難以消化、沒有性激素會影響生育能力。

美國每一年死於心血管疾病的人數，比死於其他原因的總和還多，死於心血管疾病的有 83 萬人，而心臟病突發又占心血管疾病的死亡首位。2019 年美國心臟協會的最新統計，50%

的美國成年人罹患了心血管疾病，而高血壓是最主要的因素。

▌ 吃新鮮天然未加工的食物

西方醫學之父希波克拉底有句名言：「所有的疾病都始於腸道！」（All disease begins in the gut.）人體的腸道擁有自主的神經系統，被稱為「第二個大腦」，主宰的是人體的腸神經系統（Enteric Nervous System），是人體維持健康長壽的關鍵。人體大約有 37 兆個細胞，這些細胞會隨著時間老化、死亡或是損傷，所以需要不斷地更新和補充。科學家發現正常的成人，每秒鐘就有 5,000 萬個細胞死去，同時又產生新的 5,000 萬個細胞取代。

人體微生物菌約有 40 兆個，高達 90％以上的微生物菌存在於腸道，由於多數的免疫細胞生活在腸道，因此腸道菌的健康攸關免疫力。日本東京慶應義塾大學醫學院 2021 年 7 月發表在《自然》（Nature）期刊的研究發現，百歲人瑞的腸道含有名為異石膽酸（isoalloLCA）的次級膽汁酸（Secondary bile acids）濃度特別高，有助於抑制革蘭氏陽性菌的生長，對腸道菌群結構造成直接影響，促進腸道健康。比較百歲老人的腸道菌群與 112 名 85 歲～89 歲老人和 47 名 21 歲～55 歲人的腸道菌群，發現百歲老人有明顯的腸道微生物特徵，這在其他兩個年齡組沒有。研究團隊隨後針對 160 名百歲以上人瑞（平均

七葷八素，你都吃錯了：
揭開與健康、疾病相關的飲食祕辛

107 歲），進行糞便檢體分析，發現與其他兩組相比，百歲老人的次級膽汁酸明顯較年輕人或中高年者多出數十倍以上。研究人員接著篩選一位 110 歲老人的腸道細菌菌株，次級膽汁酸特別高，發現異石膽酸是由一種名為氣味桿菌（Odoribacteraceae）的菌類所代謝，抑制壞菌的作用特別強大，尤其是對會造成腹瀉和結腸發炎的艱難梭菌（Clostridium difficile），以及對萬古黴素（Vancomycin, INN，是一種抗生素）具有抗藥性的腸球菌（VRE）。這篇論文的主要作者是東京慶應義塾大學醫學院微生物學和免疫學系教授本田賢也（Honda Kenya）博士，他發現，異石膽酸具有有效抗菌特性，可抑制腸道壞菌生長，包括導致嚴重腹瀉和結腸炎的細菌，以及一種已知會在醫院環境引起感染的耐抗生素細菌，因此腸道含有異石膽酸可能跟人類長壽有關。

早在一個世紀之前，1908 年諾貝爾醫學獎得主，乳酸菌之父，俄國微生物學家與免疫學家伊利亞·梅契尼可夫（Elie Metchnikoff），就發現優格（Yoghurt）中的乳酸菌可延緩人體認知功能的退化。腸道菌生態的組成，和腸胃道狀態息息相關。當腸道菌叢維持平衡時，人體就不會有發炎反應。隨著年紀增長，腸道菌叢會因為飲食的差異，出現極大的變化。有研究指出，體重指數（BMI）超過 32.5 的肥胖症病患，腸道菌叢的益生菌減少，導致腸道上皮細胞組織遭到破壞，進而誘發體內的發炎反應。

年長者的腸道菌叢生態，也面臨類似的威脅。隨著年紀增加，年長者容易發生腸道菌群失調（Gut Dysbiosis）現象，導致體衰、神經退化性疾病、胰島素阻抗、第 2 型糖尿病、癌症、心血管疾病、以及阿茲海默症等。罹患肌少症的長者，腸道菌的狀態也相對不健康。讀者每天三餐的飲食可以多吃些含有天然益生菌的食物，例如：蘆筍、香蕉、大蒜、洋蔥和全穀物。

加工食品會讓你短命

2009 年諾貝爾醫學獎得主美國加州大學舊金山分校生物化學系教授伊莉莎白・布萊盆博士研究發現：熱狗、冷凍食品、含糖飲料這類加工食品會傷害端粒，新鮮、未經加工處理的天然食物，則對端粒有益。因為新鮮、未經加工處理的天然食物，都經過太陽光的長期曝曬。2020 年 6 月，由西班牙納瓦拉大學（University of Navarra）營養、食品科學與生理學系的瑪麗亞・貝斯-拉斯特羅洛（Maria Bes-Rastrollo）教授和阿梅莉亞・馬蒂（Amelia Marti）教授領導的研究團隊，調查了食用高度加工的垃圾食品與端粒（Telomere）長度縮短之間的潛在因果關係。研究結果發表在《美國臨床營養學雜誌》（The American Journal of Clinical Nutrition）上。在這項研究中，研究團隊分析了 886 名參與者（645 名男性和 241 名女性），研究對象僅限於具有大學畢業學歷的人，年齡在 57 歲～91 歲之間，歷時 19 年。根據對超加工食品（Ultra-processed foods）

七葷八素，你都吃錯了：
揭開與健康、疾病相關的飲食祕辛

的攝取量，參與者被平均分為四組（低、中、中高和高）。

研究結果顯示，高攝取量組的人更有可能有心血管疾病、糖尿病和血脂異常的家族史。他們的飲食習慣中與地中海飲食相關的食物較少，如高纖維食物、橄欖油、水果、蔬菜和堅果。與最低攝取超加工食品組相比，另外三組人端粒縮短的可能性，分別增加了 29%、40% 和 82%。西班牙納瓦拉大學的研究人員說，與很少吃超加工食品的人相比，每天吃三份及以上的人，會使其端粒長度縮短一倍。端粒是存在於真核細胞線狀染色體末端的 DNA 重複序列，作用是保持染色體的完整性和控制細胞分裂周期。早期研究指出，端粒縮短可能與含糖飲料、加工肉類、其他富含飽和脂肪和糖的食物存在因果關係。這些超加工食品是一種工業生產的食物，由油、脂肪、糖、澱粉和蛋白質的混合物組成，它們幾乎不含全天然食物。而且，通常添加大量人工調味劑、色素、乳化劑、防腐劑和其他為增加保質期和利潤的添加劑。

近年來，許多營養專家將肥胖的流行與超加工食品的氾濫聯結在一起，這些食品經加工之後，具有很長的保存期限，並且不可避免地含有鹽，糖，脂肪和其他添加劑。營養專家說，這些食物容易使人吃得過飽，因為它們富含精製的碳水化合物，添加的糖和脂肪，對消費者具有致命的吸引力。然而，這些食物往往缺乏纖維，蛋白質，維生素和其他重要營養素。一項嚴謹的新研究提供了有力的證據，這項研究發表在美國權威

雜誌《細胞代謝》（Cell Metabolism）上。研究發現，當人們飲食中富含超加工食品（例如早餐的穀物、鬆餅、白麵包、含糖酸奶、低脂食品）時，他們攝取的卡路里明顯增加，導致體重增加。該研究的主要人物，美國國立糖尿病研究院肥胖症專家凱文‧丹尼斯‧霍爾（Kevin Dennis Hall）博士表示：超加工食品含有大量的卡路里，並且確實在相對較短的時間內轉化為肥胖、消化系統疾病和腎臟疾病。

事實上，被譽為「營養學界達爾文」的加拿大醫師溫斯頓‧A‧普萊斯（Weston A. Price）博士，花了近 20 年的時間，調查瑞士阿爾卑斯山區、紐西蘭、南美洲叢林、阿拉斯加以及南太平洋小島上，那些與世隔絕的原始部落的飲食文化和營養。結果發現，原始的飲食文化只吃經過太陽光長期曝曬的新鮮食材，肉類、魚類甚至生吃，缺乏蔬菜水果和穀物，不吃加工類的食物，並不會營養不良，也極少生病。然而，一旦他們接受了現代化的飲食文化，尤其是精製的麵粉、含糖的飲料、植物性油脂和現代加工食品之後，卻導致營養不良，以及一連串的疾病叢生。

除此之外，還可以利用太陽的熱，日曬脫水，降低微生物與細菌的數量，延長食物的時效，增加人們的便利性。像是800 年前的成吉思汗，輕騎兵之王，草原上的霸主。他的蒙古騎兵橫掃歐亞大陸，讓歐洲的基督教世界、西亞的伊斯蘭教世界，全部心驚膽寒，創建人類有史以來領土最龐大的帝國。世

七葷八素，你都吃錯了：
揭開與健康、疾病相關的飲食祕辛

人稱他為「世界的征服者」，毛澤東稱他為一代天驕，1999 年 12 月美國《時代》雜誌評選他為世界千年偉大人物。成吉思汗以區區十萬人的蒙古大軍，打下比古羅馬帝國還大的疆域，主要就是依靠特有的補給食物「牛肉乾」。自古草原民族就有曬肉乾的習性，吃不完的肉放在盛陽下風吹日曬，自然風乾晾製成牛肉乾，需要食用時就用滾水燙成肉湯。牛肉乾被譽為「成吉思汗的軍糧」，蒙古騎兵餓的時候，就可以直接食用，在馬背上就能補充體力。這種方式既不會耽誤行軍，還能快速充飢，正是靠這些牛肉乾成就了成吉思汗迅如閃電的鐵騎，一日千里，馳騁歐亞，建立前無古人、後無來者的強大帝國。

吃天然食物養生

中國歷史上最著名的醫學家、藥學家之一李時珍（1518 年～1593 年），與扁鵲、華佗和張仲景並稱中國古代四大名醫，被後人譽為「藥王」，他花了 30 多年的心血，為後世留下了一本曠世醫學著作——《本草綱目》，並被翻譯成多國語文（英、德、法、拉丁、義、俄、日、韓、越等等）風行全球。《本草綱目》中記載了天然食物的養生作用，特別舉出幾樣與超級食物綠色花椰菜（19 世紀才傳入中國）一起分享讀者：

1. 香菇：

香菇中含有抗癌物質香菇多醣（Lentinan, LNT）、β-1,3

葡萄糖苷酶（β-1,3 Glucosidases）和 β-1,3 葡聚糖（β-1,3 Glucan），能提高機體抑制腫瘤的能力，間接殺滅癌細胞，阻止癌細胞擴散，對癌症有治療作用。因此，香菇在國際上被譽為防治癌症的「核子武器」。日本科學家把鮮香菇浸出液，餵食長了腫瘤的小白鼠，一個月之後，小白鼠身上的癌細胞竟然全部消失。科學家在研究中還發現，香菇可以幫助人體殺滅感冒病毒，因為香菇中含有一種干擾素誘導劑（Interferon Inducer），能誘導體內干擾素（Interferon, IFN）的產生，而干擾素可以干擾病毒的蛋白質合成，使病毒無法繁殖，從而使人體產生免疫作用。

香菇中含有 30 多種酶、18 種胺基酸，人體所必須的 8 種胺基酸，香菇就含有 7 種，如果人體缺乏酶會導致新陳代謝下降，引發疾病。香菇中的核酸類物質，包括環磷酸腺苷（cAMP）、環磷酸鳥苷（cGMP）、環磷酸胞苷（cCMP）。環磷酸腺苷（cAMP）是一種調節代謝的活性物質，具有抑制細胞生長和促進細胞分化的作用，可用於抗腫瘤、治療牛皮癬、防止血液中膽固醇增加、動脈硬化、降低血壓、冠心病、心絞痛等。

人類自古就利用乾燥方式來長期保存食物，除了穀物，還有魚乾、牛肉乾、白蘿蔔乾、芋頭乾等許多乾燥食物。太陽光的紅外線具有熱能，食物中的水分會吸收紅外線的熱能，促進水分子運動，脫離食物。換言之，食物可藉由日曬乾燥脫水。紫外線含有高能量，能夠直接殺死細菌，也就是具有殺菌作

七葷八素，你都吃錯了：
揭開與健康、疾病相關的飲食祕辛

用。此外，紫外線具有破壞分子的能量，破壞有色成分，產生漂白的效果。多虧如此，寒天、干瓢（瓢瓜乾）才能如此純白。乾香菇因歷經日曬乾燥，除了脫水、不易腐敗，還能增加維生素 D 的含量。乾香菇除了營養增加，曬乾脫水後的粗纖維，也比脫水前的纖維量還多，帶來更多的健康成分。

乾香菇與新鮮香菇最大的差異就是風味不同，由於香菇中存有罕見的「香菇香精」（Lenthionine），經過太陽曝曬乾燥，可提升酵素活性，產生出更濃郁的香氣。李時珍形容香菇「芳香韵味，一發釜鬲，聞於百步」，意思就是說，掀開鍋蓋老遠就能聞到香氣。香菇對身體虛弱的人、老年人幫助很大，可提升身體的陽氣，尚可治療小便失禁。香菇經過日曬後，其中所含的麥角固醇（Ergosterol），同時也是合成維生素 D 的前軀物質（Precursor），會轉變成人體所需的維生素 D2。亦有研究發現，乾香菇維生素 D 的含量，比一般新鮮香菇多了 2 倍～3 倍。只能說老一輩的人真有智慧呢！

2. 蘿蔔：

蘿蔔是人類的健康之友，價廉物美，深受人們的青睞，古代民間讚美蘿蔔的諺語不勝枚舉：「蘿蔔上場，醫者還鄉。」、「冬吃蘿蔔夏吃薑，一年四季保安康。」、「上床蘿蔔下床薑，不勞醫生開藥方。」、「常吃蘿蔔常喝茶，氣得大夫滿地爬。」、「家財萬貫，不如蘿蔔就飯。」李時珍對蘿蔔也極力推

崇，主張每餐必食，他在《本草綱目》中提到：蘿蔔「乃蔬中最有利益者」。

金、元時代名醫李東垣（1182 年～1251 年）在《用藥法象》中說：「上床蘿蔔下床薑，薑能開胃，蘿蔔消食也。」中醫認為：「胃不和則臥不安」，上床前吃點蘿蔔可幫助消化，促使「胃和」，從而夜間「臥安」，一覺睡到天亮，有利於增進身心健康。每晚睡覺前吃蘿蔔，能消食（幫助消化）化積（消除食物積滯），延年益壽。民間諺語：「上床蘿蔔下床薑，不勞醫生開藥方。」為什麼上床時吃蘿蔔呢？因為經過一天勞動，身體疲勞，吃點蘿蔔退火消食，有利於休息。而早起人體陽氣還未充盈，吃涼性的蘿蔔，容易使脾胃功能受損。

蘿蔔含豐富的維生素 C 和微量元素鋅等，維生素 C 的含量比蘋果和梨高 8 倍～10 倍，能誘導人體產生干擾素，有助於增強免疫功能，提高抗病能力，預防感冒。有近 10 種天然食物中含干擾素，其中最為理想的首推蘿蔔。蘿蔔含有一種名叫雙鏈核糖核酸（Double-stranded RNA）的活性成分，能誘發出干擾素，對胃癌、食道癌、鼻咽癌和子宮頸癌等的癌細胞，有顯著的抑制作用。蘿蔔還含有一種木質素（Lignin），能夠提高巨噬細胞的活力，可以把癌細胞吞噬掉。不過，要發揮蘿蔔的上述功效，最好生吃，因為這種活性成分不耐熱，口腔內的核糖核酸酶（Ribonuclease）對這種活性成分耐受性較好，可以讓活性成分充分地發揮其誘導干擾素產生的作用。

七葷八素，你都吃錯了：
揭開與健康、疾病相關的飲食祕辛

唐代藥學著作《四聲本草》中說：「凡人飲食過度，生嚼咽之便消。」其中的「生嚼」十分合乎科學，因為蘿蔔中的澱粉酶（Amylase）不耐熱，遇到攝氏 70 度的高溫便被破壞，維生素 C 也怕熱，所以蘿蔔最好生吃。除此之外，蘿蔔豐富的粗纖維，能促進胃腸蠕動，保持大便通暢，預防大腸癌、結腸癌。近年來，臨床醫學證實蘿蔔汁外敷，可以治療滴蟲性陰道炎，有效率高達 90%以上。

在老一輩的智慧裡，會透過太陽曝曬的方式延長食物的保存，同時經過陽光乾燥後風味變得更濃郁，甚至增加營養價值！原本瑩白的蘿蔔，經過鹽巴醃製與石頭的重壓後，蘿蔔內的鐵跟鈣比例增加，因此開始轉變成褐色。蘿蔔含有微量鞣酸（Tannin）成分，鞣酸的特性是有微微的特殊氣味，就是我們所知的一股「陳年」味道，接下來日復一日的太陽照射，顏色就會逐漸變黑。蘿蔔變成老菜脯後，具有一些食療功用，民間流傳對於治療咳嗽尤其有效，因此又被稱為「窮人的人參」！

3. 大蒜：

埃及人是尼羅河的兒女，伊姆霍特普（Imhotep）是古埃及一位真實存在過的歷史人物，他是一個曠世奇才，憑藉其建築師、工程師、藝術家的才華以及他對醫學的了解，建造了世界上第一座金字塔——薩卡拉（Saqqara）金字塔，建造時間約西元前 2668 年～前 2649 年，成為世界上第一個留下名字的

建築學家。如今，伊姆霍特普設計建造的埃及最古老的金字塔，在經歷了幾千年的風雨侵襲後，依然佇立於世，成為古埃及文明的象徵。這座階梯式金字塔坐落於開羅西南方 30 公里的薩卡拉，是人類建造的第一座完全用石頭構成的建築物。伊姆霍特普認為，人類全部都是太陽神阿波羅的子民，人死後靈魂只有走上一條通向太陽的階梯，才能與太陽神接觸，從而得到永生。

伊姆霍特普讓建築金字塔的工人，在每天的飯菜中吃大蒜，增強抵抗力跟體力，也建議國王讓古埃及的將領跟士兵吃大蒜，增強戰鬥力。1928 年，現代醫學之父威廉・奧斯勒爵士（Sir William Osler，1849 年～1919 年）表示，伊姆霍特普是「真正的醫學之父」，而不是希波克拉底。奧斯勒強調，伊姆霍特普是「第一個從古代迷霧遮掩中，清晰脫穎而出的醫生」。

第二次大戰期間，英國被德國阿道夫・希特勒（Adolf Hitler）的納粹軍隊封鎖，醫藥物資缺乏，英國首相溫斯頓・邱吉爾（Winston Churchill）購買了幾千噸的大蒜，用來治療英國士兵的槍傷、刀傷，成效良好。科學實驗顯示，大蒜含有大蒜素（Allicin），是殺滅病菌的有效成分，科學家發現，大蒜能在 3 分鐘之內殺死細菌。嘴巴裡嚼幾瓣大蒜，可以把口腔中的細菌全部消滅，因此醫生推崇大蒜是天然的青黴素（Penicillin）。全球著名的權威醫學期刊《柳葉刀》（The Lancet），曾經報導大蒜能夠降低糖尿病患者的血糖指數。

七葷八素，你都吃錯了：
揭開與健康、疾病相關的飲食祕辛

東漢時期的名醫華陀，用大蒜泡醋治療腸道寄生蟲，這個方法一直流傳至後世。李時珍所著的《本草綱目》裡就曾提到：「大蒜其氣熏烈，能通五臟，達諸竅，去寒濕，辟邪惡，消痛腫，化症積肉食此其功也。」除此之外，大蒜內含豐富的硒，能加速體內過氧化物（Peroxide）的分解，減少惡性腫瘤所需的氧氣供給，從而抑制癌細胞。大蒜中的脂溶性揮發油成分，可以激活巨噬細胞的功能，加強免疫力、增加身體的抵抗力，還能夠加速血液流向皮脂腺和毛囊的速度，從而促進毛髮生長。

台灣的大蒜香氣十足，很難被其他外國蒜替代，建議讀者要買一定要買乾蒜球，因為在曬乾的同時，蒜膜與蒜梗中的養分，還會持續被蒜瓣吸收，因此等到完全曬乾時，吸飽精華的蒜瓣會變得更辣更香唷！

4. 薑：

薑是台灣飲食文化中經常會用到的食材，除了可以當調味料，也是一種很好的保健食材。民間有「冬吃蘿蔔，夏吃薑」、「冬有生薑，不怕風霜」的說法。夏天多吃薑，那吃什麼薑呢？在不同的時期採摘的薑，口感不同，功效也不一樣，生長了 4 個月的薑叫「生薑」，也叫嫩薑；而生長了 10 個月的薑就叫「老薑」。那生薑和老薑的功效有什麼不同呢？兩種薑區別大，很多人買錯了，難怪做菜不香。生薑（嫩薑）大約生長 4

個月就能採收，其外皮乾淨偏淡黃色，帶有紫紅色的鱗片，因其纖維較少，口感脆，所以經常用於涼拌、醃漬等開胃小菜。

老薑的生長時間長，需要充足的陽光，陽光越足，秋收的時候，辛味越重。老薑的顏色比較暗黃，表皮發皺。生薑比較鮮嫩，表皮很薄，含水量高，纖維很細，口感爽脆，味道不是很辣。因薑齡較小，薑辣素（Gingerol）、薑油酮（Zingeron）、薑烯酚（Shogaol）、薑油醇（Zingeberol）等等這些植化素的含量低，效果不如老薑。而老薑皮糙肉厚，纖維比生薑粗很多，有嚼不爛的感覺，味道也很辣。做菜時最好用老薑，味道更香，很多人搞錯，用了生薑，難怪做菜不香，因此坊間才有「薑還是老的辣」的說法。吃薑必須講究時間，晚上不可以吃，一年之中秋天不可以多吃，民間諺語：「上床蘿蔔下床薑，不勞醫生開藥方。」為什麼早上起床要吃薑，因為薑辛溫可以暖胃。而夜間人身體的陽氣本應收斂，如果吃薑就違反生理的晝夜節律了。

一般女性月經來潮、生產後，氣血多虛，經冷瘀血多，需要靠老薑來溫經、散寒、製造新血，往往吃掉 3 台斤以上的老薑，因為煮麻油雞、魚湯、炒腰花通通加老薑。老薑之所以能夠發汗驅風寒，是因為薑中含有豐富的薑辣素（Gingerols），味辛辣，而辛主散，所以能夠驅風散寒。薑辣素對心臟和血管都有刺激作用，能夠使心臟跳動加快、血管擴張、血液流動加速、全身產生溫暖熱呼呼的感覺，並且促使全身的毛孔張開，

七葷八素，你都吃錯了：
揭開與健康、疾病相關的飲食祕辛

流出的汗帶走體內的毒素。所以，人一旦受了風寒，民間通常以薑湯讓身體出汗來加以治療，這是有科學道理的。除此之外，坐飛機、坐車、坐船會暈眩嘔吐的人，只要細嚼幾片老薑就有療效。

5. 綠色花椰菜（青花菜）：

超級食物綠色花椰菜大約在 1940 年左右由美國傳入台灣，綠色花椰菜是台灣地區重要的蔬菜，以冬、春季最為盛產，彰化、雲嘉南及高雄都是產區。美國生產的綠色花椰菜（Broccoli）有 90%是產自加州，其餘來自亞利桑納州。其中，美國出產的綠色花椰菜有 15%～20%供外銷，前三名的輸出對象分別是加拿大、日本和台灣。加州的綠色花椰菜主要產區在薩林納斯（Salinas Valley），薩林納斯是 1962 年諾貝爾文學獎得主約翰・斯坦貝克（John Ernst Steinbeck）出生的地方，當年斯坦貝克是以作品《人鼠之間》（Of Mice and Men）榮獲諾貝爾文學獎。

國際知名的約翰・霍普金斯大學藥理學家保羅・塔拉萊（Paul Talalay）教授，領導約翰・霍普金斯大學分子藥理學實驗室，於 1992 年發現綠色花椰菜中的蘿蔔硫素（Sulforaphane），具有抗癌特性（包括但不限於乳腺癌、皮膚癌、肺癌、胃癌、口腔癌、直腸癌和攝護腺癌）。這項發現被刊載在《紐約時報》的頭版，導致美國各地的綠色花椰菜銷售數量增加了一倍。

蘿蔔硫素是含硫配醣體（Glucosinolate）的水解物，這種富含硫的植物化合物（抗癌化學物質），在綠色花椰菜、羽衣甘藍和捲心菜等十字花科蔬菜中被發現，具有抗腫瘤特性。然而，蘿蔔硫素僅在與一種稱為黑芥子酶（Myrosinase）的特定酶接觸時，才會轉化為活性蘿蔔硫素形式，該酶在植物細胞壁受損時釋放。未加工的綠色蔬菜中蘿蔔硫素含量最高，其中綠色花椰菜的菜芽中（3 天～5 天大的綠色花椰菜的菜芽），含有的蘿蔔硫素是普通綠色花椰菜的 50 倍以上。因此，必須將綠色花椰菜切過之後再靜置一段時間，黑芥子酶才會合成出蘿蔔硫素，也才具有抗癌效果。

英國華威大學（University of Warwick）曾經做過研究，如果將綠色花椰菜之類的十字花科蔬菜水煮 5 分鐘，其中的抗癌成分蘿蔔硫素就會流失 20%～30%，時間增加到半小時，蘿蔔硫素更會流失七成。此外，黑芥子酶不耐熱，即使是稍微用水煮或是微波，都會讓這種酵素遭到破壞，無法合成蘿蔔硫素。

美國化學學會（American Chemical Society, ACS）農業和食品化學期刊（Journal of Agricultural and Food Chemistry），公布了綠色花椰菜的研究結果，切碎、靜置 30 分鐘以上的花椰菜，比起直接調理，攝取到的蘿蔔硫素多 2.8 倍！讀者請記住，要吃進最多綠色花椰菜的抗癌成分，務必將綠色花椰菜清洗乾淨後，莖部切成小段，剝下頭部的花蕾，放置 30 分鐘再生吃或者是以 75 度的熱水川燙一下。

6. 蔬菜之王蘆筍：

蘆筍是韭、蔥、蒜的表兄弟，主要有三種：綠蘆筍、白蘆筍和紫蘆筍，三種蘆筍究竟差在哪呢？答案是「陽光」！白蘆筍因為沒有照到陽光，而且在冒出土壤前就被採收，所以是白色，綠蘆筍則是在冒出土壤、受到光照後才轉為綠色。除了綠蘆筍和白蘆筍，還有一種罕見的紫色蘆筍，纖維少、含醣量高，相較於白、綠蘆筍更嫩甜。因為日照時間不同，因此有不一樣的顏色變化，其中紫蘆筍的花青素（Anthocyanidin）含量很高。綠蘆筍平均每 100 克含有 1.2 克的膳食纖維，嬌貴的白蘆筍則含有 1.8 克，非常適合便秘的人食用。綠蘆筍平均每 100 克含鉀離子 271 毫克、白蘆筍則有 204 毫克。

明代李時珍《本草綱目》中有言：蘆筍能「瘻結熱氣、利小便」，能潤肺鎮咳、祛痰、殺蟲等。早在兩千年前《神農本草經》已將蘆筍列為「上品之上」，稱久服輕身益氣延年。蘆筍熱量低，鈉含量也非常低。蘆筍所含 β-胡蘿蔔素、維生素 A、E、C，以及胺基酸和微量元素硒，皆有防癌抗癌的作用，葉酸及核酸則具有防止癌細胞擴散之效。吃新鮮綠蘆筍可減緩放射線治療和化學治療時引起的食慾不振、噁心嘔吐、口乾舌燥等情形，改善大腸直腸癌病況，因其含木寡糖（Xylooligosaccharide）和水溶性纖維結合使益菌增生，促進排泄，致癌物質不易留存腸道，是天然防癌食物。

蘆筍所含天門冬胺酸（Aspartic Acid）和蘆丁（Rutin，維

生素 P 的一種），則能增加免疫力，使變異細胞回到正常生理狀態，可控制癌細胞異常生長。蘆筍所含 β-胡蘿蔔素量僅次於甜椒、高麗菜、菠菜，防止細胞分化變異，形成癌症。蘆筍屬高纖蔬菜，容易摩擦胃壁及黏膜、增加負擔，建議胃潰瘍或十二指腸潰瘍者，不要食用。痛風和尿酸代謝異常的人群也不適宜食用，因為蘆筍前端處的嘌呤（Purine）含量相對較高，會加重尿酸的代謝障礙。

7. 黑木耳：

中華美食中有一葷素皆宜的食材：黑木耳，被國際間許多科學家發現可以防止血液凝結，是世界上公認的保健食品。因此，歐美許多名人過去服用低劑量的阿斯匹靈護心；但現在卻改吃黑木耳預防心血管疾病。歐美醫學界稱黑木耳為「食品界的阿斯匹靈」、「身體清道夫」。所有食物中黑木耳的含鐵量最高，比肉類高 100 倍，是菠菜的 20 倍，豬肝的 7 倍，是補血的佳品。此外，黑木耳蛋白質含量和肉類相當，維生素 E 含量也非常高，有美白養顏的功效。而且，味道鮮美，被世人譽為「素中之葷」。黑木耳含有豐富的纖維素和植物膠原，能健胃整腸，促進胃腸蠕動和幫助脂肪的排泄。

近年來又發現黑木耳含的多糖體，能預防大腸直腸癌及其他消化系統癌症。尤其是日曬過的黑木耳不僅有著濃郁香氣，其維生素 D 含量也比未曬過的黑木耳來得高，很適合維生素 D

七葷八素，你都吃錯了：
揭開與健康、疾病相關的飲食祕辛

缺乏率高達 80% 的台灣人。黑木耳具有抗凝血功能是因為含有維生素 K，於體內可發揮延長血液凝固時間，以預防血栓。

前總統府資政，中國醫藥大學董事長陳立夫先生，在他《我怎麼會活到一百歲》的文稿中提到：由於美國研究發現黑木耳可以讓血小板不凝結成塊，所以他每天吃 5 克～10 克黑木耳，保護心血管。除此之外，陳立夫先生更效法美國一位超級人瑞（活到 120 歲）的養生之道：「頭部宜涼，足部宜熱」的生活習慣。

8. 香蕉：

香蕉是人們喜愛的水果之一，歐洲人因它能解除憂鬱而稱它為「快樂水果」，而且香蕉還是女孩子們鍾愛的減肥佳果。香蕉又被稱為「智慧之果」，傳說是因佛祖釋迦牟尼吃了香蕉而獲得智慧。香蕉含腫瘤壞死因子 TNF-α（Tumor Necrosis Factor-Alpha），是一種具有活性的物質，使腫瘤細胞凋亡，增強白血球生長、免疫力及體力，並吞噬壞細胞及促進癌細胞壞死與凋亡。

香蕉含有 β- 胡蘿蔔素及維生素 C、E，具抗氧化作用，可抑制癌細胞產生，刺激腸蠕動，縮短腸道上致癌物質與腸壁接觸時間，減少致癌物質的停留，增強腸內有益細菌（乳酸菌）活力。日本帝京大學藥學部山崎正利（Masatoshi Yamazaki）教授，曾於 1999 年進行水果與免疫活性的研究，發表在日本癌症學會。山崎正利教授利用動物試驗，比較了香蕉、葡萄、蘋果、西

瓜、鳳梨、水梨、柿子等多種水果的免疫活性，結果證實香蕉的效果最好。香蕉中含有增加白血球活性成分，可以促進腫瘤壞死因子（TNF-α）的生成。香蕉表皮的黑斑越多，免疫活性越高。表皮上出現黑斑的香蕉，增加白血球的能力是青香蕉的 8 倍。

香蕉也可以降低大腸直腸癌的發生。因為香蕉裡含有果寡糖（Fructooligosaccharides），而且是果寡糖含量最多的水果，果寡糖可以滋養腸道裡的益菌，減少致癌物質的停留。香蕉富含色胺酸與維生素 B6，幫助大腦製造血清素，讓你情緒安定、變得快樂，也能增加大腦中多巴胺的分泌量，提高創造性思維的能力。人體內的鉀太少，可能導致心律不整、易怒、噁心、反胃、腹瀉等症狀，而一根香蕉約含 500 毫克的鉀，有助於體內鈉鉀平衡，同時也能平衡血壓對抗動脈粥狀硬化、保護心血管健康。

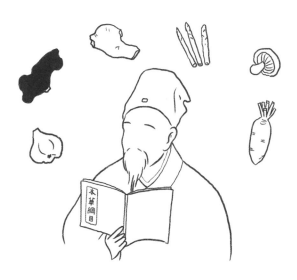

七葷八素，你都吃錯了：
揭開與健康、疾病相關的飲食祕辛

Chapter 3

吃錯油宛如慢性自殺

「如果你害怕牛油，那就用奶油吧。」
——茱莉亞‧柴爾德（Julia Child，美國家喻
戶曉的美食家，永遠的名廚，1912 年～2004
年）

我們每天都在吃毒油

2018 年 6 月，美國食品暨藥物管理局（FDA）全面禁用反式脂肪，台灣也跟進，2018 年 7 月 1 日起，衛福部禁止食用油廠商生產不完全氫化油、禁用反式脂肪。全世界一些知名的食品大廠隨即採取應對的方式，以棕櫚油取代不完全氫化油，於是全球棕櫚油的產量逐漸攀升，超過黃豆油，成為世界第一，全球的市占率也是第一。2022 年全球棕櫚油消費量大約為 7,650 萬公噸（產量約為 7,950 萬公噸），達歷年新高。美國也呈現相似情況，2022 年棕櫚油消費量約為 160 萬公噸（進口量約為 173 萬公噸），台灣每年進口 30 萬公噸。它與大豆油、菜籽油並稱為「世界三大植物油」，擁有超過 5,000 年的食用歷史，甚至在古埃及的墓葬中都發現了疑似棕櫚油的痕跡。

各位讀者，你知道我們幾乎天天都在吃一種會增加癌症、心臟病風險的油嗎？它就是普遍存在於加工食品中的棕櫚油。近年來，台灣進口的棕櫚油產品持續增加，主要的進口國是馬來西亞和印尼，進口最大宗的是精製棕櫚油（Palm oil）。棕櫚油很少出現在台灣的消費者面前，因為它不是國人習慣的烹調用油。但是，消費者如果小心閱讀食品的營養標示，就不難發現在炸雞、薯條、漢堡、夜市小吃的油炸類、各式餅乾、鳳梨酥、泡麵、冰淇淋、巧克力、冷凍食品、麵包、蛋糕、牛肉乾、豬肉乾、肉脯、肉鬆、魚鬆等等加工食品中，棕櫚油是最

七葷八素，你都吃錯了：
揭開與健康、疾病相關的飲食祕辛

常被使用的油脂，因為它的價格低廉，根據美國農業部的數據，棕櫚油的價格比其他食用油便宜 20%。而且，它往往不以「棕櫚油」標示，而是以「植物性油脂」、「酥油」代替，因此消費者總是在毫不知情的情況下，每天吃下大量的棕櫚油，很快就會吃出令人煩惱不安的肥胖症和高血脂症。

此外，為了使加工食品能夠避免變質腐敗，延長保存期限，不被氧化，不肖廠商往往會加入一些人工合成的抗氧化劑，例如 TBHQ（特丁基對苯二酚）、BHA（丁基羥基茴香醚）、BHT（二丁基羥基甲苯），如果你經常吃上述的加工食品，就很容易吃下這些致癌物質。由於棕櫚油的半固態特性（穩定性高、耐高溫），它在食品業的重要性，與日俱增。棕櫚油其實無所不在，連嬰幼兒奶粉也含有棕櫚油。製造奶粉時，一定要抽出動物性油脂，因為動物油脂有環境荷爾蒙、抗生素等污染物，所以嬰幼兒奶粉嚴格規定不能有動物性油脂。抽出動物性油脂後，再添加植物性油脂，如大豆沙拉油、橄欖油或棕櫚油。食品中的乳化劑、安定劑也都可能有棕櫚油。

然而，棕櫚油在攝氏 200 度的高溫精製提煉過程中，會產生一種致癌物質，叫做「縮水甘油脂肪酸酯」（Glycidyl fatty acid esters, GEs），目前已被世界衛生組織（WHO）、國際癌症研究機構列為 2A 級致癌物，偏偏台灣進口最大宗的是精製棕櫚油（Palm oil），每年進口 30 萬公噸，比橄欖油的進口量 6,000 公噸多了 50 倍，致癌風險更高，還對腎臟、睪丸和心

臟有害。可怕的是，國人完全是在渾然不知的情況下，每天將含有棕櫚油的食品一一吃下肚。雖然食藥署訂定標準劑量，規定市售的植物油、魚油與加工食品中縮水甘油脂肪酸酯，不得超過每公斤 1,000 微克；嬰幼兒穀物類輔助食品及嬰幼兒副食品，不得超過每公斤 500 微克，但卻要到 2024 年才實施。

2022 年 7 月，香港消費者委員會曾經對市面上常見的 50 款食用油進行檢測，其中有 29 款樣本檢出含有縮水甘油脂肪酸酯，占全體樣本 58%，含量為 100 微克～2,000 微克，有一款初榨橄欖油被驗出含有縮水甘油脂肪酸酯，但含量並沒有超過標準。其中一款椰子油每公斤含量 1,100 微克，一款花生油每公斤含量 2,000 微克，超出歐州聯盟的標準。

值得注意的是，印尼跟馬來西亞這兩個全世界棕櫚油最大的生產國，國民的平均壽命都不高，根據馬來西亞統計局 2022 年公布的資料，馬來西亞人的平均壽命是 73.4 歲，世界最大棕櫚油生產國印尼，國民的平均壽命是 71 歲，而台灣國民的平均壽命為 79.84 歲。日本國家食品研究所（National Food Research Institute, NFRI）曾做了一項研究，將白鼠的飼料裡，分別加入 6%的菜籽油、豬油、棕櫚油來餵養，結果發現加入棕櫚油的那一組白鼠，生存率最低，原本應該存活 24 個月，才過了 15 個月，就死了一半，可見棕櫚油有多麼恐怖。

日常生活當中，想要完全避免棕櫚油的攝取，根本是不可

能的，長久以來市面上大部分的食品都添加了棕櫚油。例如，糕點類、油炸食品、冷凍食品、冰淇淋、巧克力、各種餅乾、薯片、鳳梨酥、泡麵、醬料等等，多不勝數。如果你在食品的營養標示上，看到如下字眼，就要注意了，很有可能含有棕櫚油：精製（精煉）植物油（Refined Vegetable Oils）、氫化植物油（Hydrogenated Vegetable Oils）、不完全氫化油（Partially Hydrogenated Oils）、人造（植物）奶油（Margarine）、酥油（Shortening）、植脂末（奶精，Creamer）、代可可脂（Cocoa Butter Replacer）。時下大部分的餅乾、零食和一些加工食品，都含棕櫚油，最常見的油條、鳳梨酥、泡麵、麵包、巧克力、冰淇淋、薯片便是，不要輕忽棕櫚油對健康的危害，它會增加肥胖、心臟病、糖尿病、高血壓等慢性疾病的風險。

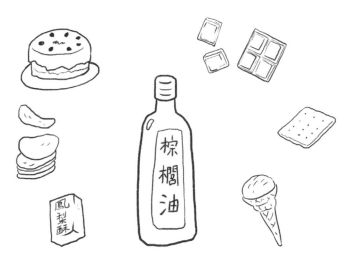

大部分食品都添加了棕櫚油

棕櫚油非常特殊，極少用於烹調食物，卻支撐著龐大的食品加工產業，讓人毫不知情地每天吃下肚。它本是植物油，卻跟動物油脂成分相似，含有大量飽和脂肪，所以它有較高的穩定性，可讓食物較好保存。熱量極高，不知不覺讓人罹患肥胖症，高血脂，動脈硬化等，甚至可能減損壽命。為何棕櫚油普遍用於食品加工呢？有個最為誘人的優點：產量高，價格低。

棕櫚油來自熱帶國家木本植物油棕的棕櫚果果肉。世界上棕櫚油產量最高的，就是印尼和馬來西亞。這兩個國家的產油量，占世界棕櫚油產量的 86%。這種油由於來自多年存活的木本植物，跟只有一年壽命的草本菜籽和大豆比起來，果實可以收穫很多年，而且基本上不受乾旱等氣候的影響，一年到頭都能收穫，供油非常穩定，相同面積的情況下，產量是大豆的 10 倍，因此價格低廉，對於大量生產加工食品的廠商來說，這是最大的魅力。

棕櫚油含有不少抗氧化物質，能讓食品風味不易受影響，品質得以長久保持。它含有維生素 E 和大量的胡蘿蔔素，如果不加精製，棕櫚油就會呈現胡蘿蔔的赤橙色。由於維生素 E 和胡蘿蔔素這兩種抗氧化物質含量多，油自身不易變質，用於油炸，會使食品變得非常香脆，口感極好。

棕櫚油飽和脂肪酸的含量超過 50%，營養價值比豬油還差。而其他植物油飽和脂肪酸的含量比棕櫚油低多了，葵花油

七葷八素，你都吃錯了：
揭開與健康、疾病相關的飲食祕辛

11%，黃豆油 15%，花生油 19%，而低芥酸菜籽油僅為 7%，是植物油中飽和脂肪酸含量最低的。飽和脂肪酸含量越高，營養價值越低。棕櫚油飽和脂肪酸與不飽和脂肪酸的比例接近 1：1，被稱為「植物界的豬油」。雖然人體攝取飽和脂肪酸、單元不飽和脂肪酸、多元不飽和脂肪酸的比例應為 1：1：1，然而，食物中的肉類、奶類都含有飽和脂肪，我們很難從飲食中精算自己攝取了多少，再加上吃了隱藏在各類零食、食品中的飽和脂肪，一不小心就會超量。在加工食品裡，棕櫚油其實是無所不在，乳化劑、安定劑也都可能有棕櫚油。

2021 年國立成功大學環境微量毒物中心接受科技部委託，採取市售食品 280 件進行研究，結果發現：各年齡層民眾在二單氯丙二醇酯（2-MCPD）、三單氯丙二醇酯（3-MCPD）、縮水甘油脂肪酸酯（Glycidyl fatty acid esters, GEs）等 3 項致癌物質的暴露量均高於歐美國家。植物油需要經過高溫脫臭、脫色的步驟，過程中會產生單氯丙二醇酯（Monochloropropanediol ester, MCPDE）、縮水甘油脂肪酸酯。研究團隊列出 6 大類高風險食品：油脂類、嬰幼兒食品、全穀雜糧類（經過烘焙再製）、乾豆堅果類、糖果餅乾類及複合食品（漢堡、水餃、餡餅、泡麵及雞塊等），其中 0 歲～3 歲的嬰兒奶粉與嬰幼兒食品的暴露量，甚至高於歐盟規定的 8 倍。

檢測發現，單氯丙二醇酯、縮水甘油脂肪酸酯這二種物質在油脂類含量最多，尤其是棕櫚油含量最高，第二名是糖果餅

乾類，第三名為複合食品，後二者的成分也多含有棕櫚油。同時，分析暴露量後發現，除了 65 歲以上的暴露量在可接受範圍內，其他族群不分男女、年齡層，統統都超標，特別是 0 歲～3 歲最高，其次是 3 歲～6 歲，最低的是 65 歲以上的婦女。棕櫚油的飽和脂肪，大部分以棕櫚酸的形式存在。棕櫚酸卻可能造成癌症轉移，而癌症的轉移或擴散，是癌症患者死亡的主要原因。

2021 年世界知名醫學期刊《自然》（Nature）發表一項研究表明，棕櫚油中的棕櫚酸可促進小老鼠口腔癌和黑色素瘤皮膚癌的轉移。另外，將棕櫚油反覆加熱來烹調食品，容易造成動脈粥樣硬化，導致心血管疾病。在一項研究中，研究者分別餵食健康老鼠新鮮棕櫚油、加熱 5 次和 10 次的棕櫚油所製成的食物。結果發現，食用反覆加熱棕櫚油的餵養組，血管表現出動脈粥樣硬化的變化。尤其是食用加熱 10 次棕櫚油的老鼠，主動脈內膜厚度顯著增加，有巨大的動脈粥樣硬化斑塊。

研究分析還發現，棕櫚油消費量的增加，與發展中國家 50 歲及以上人群較高的缺血性心臟病（冠狀動脈心臟病）死亡率有顯著關聯。而缺血性心臟病主要與動脈粥樣硬化有關。在發展中國家，每人每增加一公斤棕櫚油的消費量，缺血性心臟病死亡率每 10 萬人中增加 68 人。即使納入其他飽和脂肪來源，包括牛肉、豬肉、雞肉、椰子油、乳酪和牛油，也沒有顯著改變棕櫚油與缺血性心臟病死亡率之間的較高關聯。

精煉植物油中不僅棕櫚油含致癌物質，這次同時也檢測玄米油、葵花油、氫化奶油、芥花油、橄欖油、花生油、芝麻油等國人常用油品，結果發現：

縮水甘油脂肪酸酯：
1. 棕櫚油：2700μg/kg
2. 玄米油：2100μg/kg
3. 氫化奶油：630μg/kg
單氯丙二醇酯：
1. 棕櫚油：3980μg/kg
2. 玄米油：2874μg/kg
3. 氫化奶油：1499μg/kg

　　其他油品包括橄欖油、葵花油、椰子油、花生油，上述兩種（縮小甘油脂肪酸酯、單氯丙二醇酯）可能致癌物質的濃度較低，精煉植物油當中最低的為芥花油。高油、高溫生產出來的加工食品，本就會出現這些可能致癌物質，加上鹽分提供的「氯」，轉化成更多單氯丙二醇脂，使得有害物質含量爆表，因此平常最好少吃，又油又鹹的燒烤也要小心。

全世界最多人買錯的油

人的大腦中脂肪大約占 60%，其中包括 Omega-3 脂肪酸和 Omega-6 脂肪酸。其餘的為蛋白質。大腦的健康與食用油息息相關，也就是說食用油的好壞，深深影響到大腦神經細胞的優劣，如果選錯了食用油，豈不宛如慢性自殺。那麼，市場上琳瑯滿目、五花八門的食用油：橄欖油、苦茶油、酪梨油、椰子油、葵花油、大豆沙拉油、玉米油、亞麻籽油、豬油、牛油等等，究竟哪一種最健康，應該選購哪一種油回家做菜？我們先從舉世公認的好油橄欖油說起。

2023 年 4 月，筆者曾在台灣短暫停留，特別專程前往台北 101 大樓 B2 超市，觀察市售特級初榨橄欖油（Extra Virgin Olive Oil）的現況，現在就為台灣的消費者解說挑選特級初榨橄欖油的訣竅：

1. 先看一下瓶子上的營養標示，是否有列出單元不飽和脂肪酸以及多元不飽和脂肪酸的含量，如果沒有列出來，絕非真正的特級初榨橄欖油，小心別上當了！
2. 單元不飽和脂肪酸的含量，每 10 毫升必須在 75%以上，就以每份 10 毫升的特級初榨橄欖油中，脂肪的含量 9.2 公克為例，單元不飽和脂肪酸必須 6.9 公克以上。
3. 是否為玻璃瓶裝？特級初榨橄欖油包裝在深色玻璃瓶中，以

七葷八素，你都吃錯了：
揭開與健康、疾病相關的飲食祕辛

保護橄欖油，避免受到光線和紫外線的破壞。用塑膠物料盛裝高油脂食物，會導致塑化劑游移至食物中，高溫食油的游移量則更多，長期進食可能會影響生殖系統的發育。

4. 售價是否偏低？以最普遍的 500 毫升玻璃瓶裝為例，新台幣 1,500 元以下的幾乎可以不用考慮購買。

5. 看清楚品名，確定是特級初榨橄欖油，而非初榨橄欖油、100%純橄欖油、100%冷壓橄欖油。有一點讀者要特別注意，由於橄欖油都是進口的，瓶身上以英文標示，為了混淆消費者，製造廠商幾乎都以 Extra Virgin Olive Oil 矇騙消費者。

就以 101 大樓 B2 超市販售的一款西班牙進口，250 毫升玻璃瓶裝，售價新台幣 1,050 元的特級初榨橄欖油為例，每份 10 毫升的特級初榨橄欖油中，脂肪的含量 9.2 公克，飽和脂肪 1.4 公克，單元不飽和脂肪酸 7.1 公克，多元不飽和脂肪酸 0.7 公克，完全符合特級初榨橄欖油的基本標準。其餘的多款品牌，大部分售價偏低，有的則是單元不飽和脂肪酸的含量，每 10 毫升並未達到 75%以上，有的品牌甚至根本未列出單元不飽和脂肪酸和多元不飽和脂肪酸的含量。品質好的橄欖油，色澤金黃帶點天然的青綠色，而維生素、酚類等營養價值，也能夠保持在最高水平。口感會有一點苦，這是因為抗氧化劑的關係。然而，在口腔裡不會感覺到油膩，吞嚥下去之後，喉嚨

會感覺有點辣，越辣代表抗氧化劑的含量越高。好油是純天然的，未經氫化或是化學精製的過程，而且未使用任何添加劑、防腐劑，也不使用農藥、殺蟲劑和除草劑。

《紐約時報》暢銷書《特級初榨》（Extra Virginity）的作者湯姆・穆勒（Tom Mueller），在書中揭露了義大利某大知名的橄欖油製造商總經理的坦承：世界上只有 2% 的橄欖油符合特級初榨橄欖油的標準，其餘的有些橄欖油是用腐爛的橄欖摻入廉價的大豆油和花生油製成。2020 年美國植物理事會（American Botanical Council）公布了全球特級初榨橄欖油作假事件層出不窮的三大原因： 輕易就能夠獲得巨額暴利、高品質的特級初榨橄欖油太少、各國監管機構篩檢不嚴格也不積極。美國加州大學戴維斯分校（UCD）的研究人員，也在同一年表示，美國市面上的特級初榨橄欖油，有 70% 都是混合其他便宜、低質量類型的劣質油。難怪，有業界人士表示，台灣食用油製造商以少部分的特級初榨橄欖油，混合其他的低價劣質油，然後再以特級初榨橄欖油的品名出售給消費者，早就屢見不鮮。平心而論，橄欖油是好油，富含抗氧化的單元不飽和脂肪酸（MUFA），可降低血清總膽固醇和低密度脂蛋白（LDL），那是壞的膽固醇，又不影響高密度脂蛋白（HDL），也就是好的膽固醇的水平，從而防止動脈硬化。

現代食用油的製作方法有兩種，壓榨法（乾提法）和浸出法（濕提法）。壓榨法是靠物理壓力將油脂直接從原料中壓榨

出來，送入離心機進行分離，去除其他顆粒，不加入任何化學添加劑。浸出法採用溶劑油（六號輕汽油），將油脂原料經過充分浸泡後，進行高溫提取油脂，再經過脫膠、脫酸、脫色、脫水、脫臭、脫蠟等加工而成。由於經過高溫處理，產生了大量反式脂肪酸，又經過多道化學程序的處理，油質中的部分營養成分已經被破壞，且有溶劑殘留，而市面上大部分的植物油，都是採用浸出法製造出來的。

橄欖油在地中海沿岸地區，已經有好幾千年的歷史，被西方國家譽為「植物油皇后」、「美女之油」、「液體黃金」，是世界上唯一以自然狀態，提供人類食用的木本植物油，具有保健、護膚、駐顏的神奇功效。史書記載，天生麗質的埃及豔后克麗奧佩脫拉（Cleopatra），每天以橄欖油敷臉，保養豔麗迷人的臉龐，並塗抹全身，維持肌膚細嫩光滑富有彈性，秀髮更烏黑亮麗，全身上下散發出傾國傾城、夢幻般的風采，令不可一世的凱薩大帝終日神魂顛倒。甚至生了孩子之後，依然可以迷倒羅馬帝國的另一個統治者安東尼為她魂牽夢縈。

真正的特級初榨橄欖油幾乎買不到

橄欖油主要產區包括西班牙、義大利、希臘、突尼西亞、葡萄牙、土耳其、法國、比利時、美國……等，而西班牙的產量大約占 42.5%，是全球第一的橄欖油生產國。近年來，不只是台灣，美國、中國、日本，甚至是橄欖油的生產大國西班

牙、義大利、希臘、突尼西亞，都很難買到真正的特製冷壓橄欖油。市場上銷售的幾乎都是混合大豆油、高油酸向日葵油、高油酸紅花油、低芥酸芥花油和葡萄籽油，特製初榨橄欖油的成分只有 15%左右，卻大言不慚的標榜是 100% 特級初榨橄欖油（Extra Virgin Olive Oil）。

就以義大利西西里島生產的一款特級初榨橄欖油來說明，讓讀者明白什麼樣的橄欖油才是真正好的橄欖油。這款橄欖油由採收、清洗、壓榨整過製作過程，必須於「24 小時」內進行，500 毫升（16.9 盎司）玻璃瓶裝（特級初榨橄欖油包裝在深色玻璃瓶中，以保護橄欖油免受光線和紫外線的傷害），在美國的售價是美金 98 元（折合台幣超過 3,000 元），完全手工採擷綠色新鮮 Nocellara Del Belice 橄欖製成（具有兩個 DOP 保護），DOP 是原產地、名稱保護標識，是歐盟提供的證明商標，生產地和品質經過歐盟的嚴格認證要求，每一瓶橄欖油按照嚴格監控的程序編號，消費者可以利用編號，上網追查購買的橄欖油是不是原廠出品的，以避免買到假貨。甜度比其他品種高，而且每 100 公斤的橄欖只生產 10 公斤到 12 公斤的橄欖油，這是這款橄欖油能提供市場上最低游離脂肪酸（FFA ＜0.26％）和最高濃度抗氧化劑（其抗氧化劑含量＞478）的原因。百分比越低，橄欖油的貨架期越長，開封前保質期為 4 年，開封後保質期為 1 年。而且，使用最先進的無水兩階段連續冷榨法，對橄欖進行壓榨，在溫度不高於攝氏 27 度下，橄

欖被碎成泥,然後透過離心機分離,把水分及特級初榨橄欖油分開。

一般而言,大型工業化廠商所生產的橄欖油,往往在過程中加水,壓榨出更多橄欖油,但在壓榨過程中,會洗掉特級初榨橄欖油大量的抗氧化劑,大大降低了它的保質期,品質也會受影響。其他少數幾家口碑較好的品牌,500 毫升玻璃瓶裝的特級初榨橄欖油,售價都在 80 美金以上。而台灣的橄欖油幾乎都是從國外進口的,售價應該更高才是。

由於特級初榨橄欖油的售價比一般食用油高出 5 倍、6 倍以上,因此特級初榨橄欖油攙假這一類事件,在國際上總是一而再、再而三的發生,消費者往往在不知不覺中,買到以低級橄欖油、不同類型的植物油(例如大豆油、低芥酸芥花油或向日葵油)冒充的特級初榨橄欖油,這些仿冒品有時還會添加葉綠素、β-胡蘿蔔素。諷刺的是,標榜 100% 義大利生產、製造的特級初榨橄欖油,竟然是來自敘利亞、土耳其、摩洛哥、突尼西亞等非歐盟國家的混合油,令食用油的消費者,瞠目結舌、心驚膽跳。

其中最駭人聽聞的是,幾年前美國《紐約時報》、《CBS》電視台最知名的新聞性節目「60 分鐘」,相繼揭穿了貪婪的商人、義大利橄欖油製造業、受賄的政府官員、被收買的品油師等等,如何緊密結合,透過高價、交易量驚人的「仿冒」義大利特級初榨橄欖油,謀取暴利的黑暗面。美國新聞媒體追蹤到

義大利商人，從土耳其運回 2,200 公噸榛子油，謊稱「希臘橄欖油」報關進口，賣給義大利知名橄欖油製造商，製造商再將這批榛子油和一些橄欖油調合後，以義大利橄欖油之名大量銷售到歐盟各國，甚至全世界。

1981 年 5 月，西班牙曾經發生一起宛如恐怖攻擊的爆炸性事件，首都馬德里附近的居民食用了橄欖油之後，竟然造成大規模類似呼吸道感染的疫情。事後調查發現，原來他們所食用的橄欖油，是黑心廠商以低價變性的菜籽油冒充，這種油含有苯胺（Aniline）類的添加劑，是一種嚴重的神經毒素。這起事件總共造成 786 人死亡，24,250 人受到嚴重傷害而住院，有 40 家食用油製造商和貿易商被起訴，後來這種神經毒素導致的疾病，被世界衛生組織正式命名為毒油症候群（Toxic Oil Syndrome, TOS）。

台灣在幾年前，也曾經發生過特級橄欖油作假的黑心油事件，2013 年 10 月大統長基公司爆發 100% 特級橄欖油攙假事件，其中不乏經 GMP 認證的產品。事件的真相是，「大統特級橄欖油」標榜 100%西班牙進口特級橄欖油製成，卻將葵花油、芥花油、大豆油等油品混合後，再違法添加銅葉綠素調色，偽冒為特級橄欖油的色澤，製成一系列純橄欖油產品。本次食用油品攙假事件，亦同時揭露國內業者長期以廉價棉籽油混充葵花油、葡萄籽油等情事。衛福部食管署在 2010 年公布《市售包裝調合油外包裝品名標示相關規定》，宣稱是單一油

七葷八素，你都吃錯了：
揭開與健康、疾病相關的飲食祕辛

種，其油脂含量必須達 50%以上；宣稱二種油脂名稱者，該二種油脂須各占產品內容物含量 30%以上，並且依含量多寡由高至低排列。衛福部的這項規定，令大多數的人心裡充滿疑惑不解，簡直是引誘人犯罪。例如，食用油製造商可以 50%的橄欖油，混合其他的低價劣質油，然後再以橄欖油的品名出售給消費者，竟然完全合法。

更離譜的是，如果廠商只使用 1%的特級橄欖油，混合低價劣質油出售，即使被查獲，係違反《食品衛生管理法》第 28 條規定，屬標示不實，依同法第 45 條規定得處新台幣 4 萬至 20 萬元罰鍰。也就是說，繳交區區 4 萬新台幣罰鍰，最高 20 萬就沒事，令人啼笑皆非。

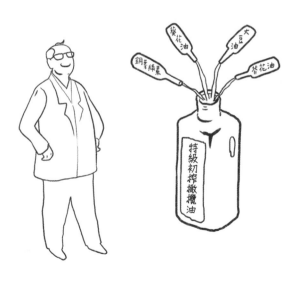

事實上，橄欖樹就像希臘古文明一樣古老，具有神奇的自然承受力，幾千年來才能通過霜凍、乾旱的煎熬，它的果實中含有酚類的物質，是一種可以破壞自由基的抗氧化劑，被醫學界認為可以預防多種癌症，而它的 Omega-3 脂肪酸可以預防老年癡呆症，許多專家認為，地中海地區居民的健康，很大程度上是因為大量食用優質的橄欖油。不過，生產製造橄欖油的地中海地區，有一項隱憂，那就是橄欖果蠅（Bactrocera oleae）的肆虐，橄欖果蠅是地中海地區最危險的橄欖害蟲，對大多數橄欖產區的產量和質量都有重大影響，間接對種植橄欖樹的農民，經濟收入造成重大損害。如果不能有效控制，橄欖油的產量可能會下降 80 ％。因此，為了避免重大的經濟損失，有些農民就會噴灑化學殺蟲劑和農藥，撲殺橄欖果蠅。如此一來，化學殺蟲劑的殘留物就會散布在橄欖果實和葉子上。

橄欖油分為 4 個等級

一般而言，國際上橄欖油分為 4 個等級，簡單介紹如下：

1. 特級初榨橄欖油（Extra Virgin Olive Oil）

最好的是第一次壓榨的特級初榨橄欖油（EVOO），最頂級的橄欖油，質量最高，價格最昂貴的橄欖油。選用新鮮採摘的橄欖果實，採收、清洗、壓榨整過的製作過程必須於「24 小時」內進行。由於它是在室溫下（不可以高於攝氏 27 度）

七葷八素，你都吃錯了：
揭開與健康、疾病相關的飲食祕辛

榨取，不經任何加熱處理，因此又稱為「特級冷壓橄欖油」。歐盟規定，特級初榨橄欖油每 100 公克的油酸度（Oleic Acid）必須低於 0.8%，含游離脂肪酸極低，這是與身體健康有關的 Omega-9 脂肪酸。能保持橄欖的天然果香，味道有橄欖天然的苦味及辛辣味，色澤為天然的青綠色，而維生素、酚類等營養價值，大部分也都能夠保存下來。特級初榨橄欖油最好在烹調後淋在菜餚上，如果將其加熱到快速炒菜所需的溫度，就會破壞特級初榨橄欖油的所有營養成分。

2. 初榨橄欖油（Virgin Olive Oil）

優質的橄欖油，僅次於特級初榨橄欖油，是橄欖油的第二高品質。跟特級初榨橄欖油的生產程序一樣，也是橄欖果實首次冷壓而成，由於油酸度高於 0.8%，被分級為初榨橄欖油，歐盟規定，初榨橄欖油每 100 公克的油酸度必須低於 2%。初榨橄欖油的味道比特級初榨橄欖油溫和，也保留了豐富的營養價值。

3. 純橄欖油（Pure Olive Oil）

很多消費者都誤以為，純橄欖油或 100% Pure Olive 是好的橄欖油，純橄欖油其實是經過加熱及化學處理的精製橄欖油，已失去了橄欖果實的天然香氣、顏色及營養價值。這款橄欖油往往混合約 10%～15%的特級初榨橄欖油或初榨橄欖油來提昇香氣，顏色較淺，味道較清淡，沒有什麼營養價值。

4. 輕質橄欖油（Extra Light Olive Oil）

輕質橄欖油是由精製橄欖油與極少量特級初榨橄欖油或初榨橄欖油混合而成的，儘管它的名字叫輕質橄欖油，但並不意味著這種油具有更少的卡路里或更低的脂肪含量。相反的，該標籤指的是油的顏色較淺和中性風味。事實上，這款橄欖油的熱量跟一般橄欖油沒有多大分別。只是因為這款橄欖油所含的精製油成分超過 90%，已失去了橄欖果實的天然香氣及營養價值，味道十分清淡而取名輕質橄欖油，屬於低質量的橄欖油。帶點淡淡的橄欖色，而不是深綠色。它在貨架上的保存時間更長，並且比其他類型的橄欖油具有更高的發煙點。

儘管所有類型的橄欖油都是單元不飽和脂肪的來源，但是從橄欖的冷壓中提取的 100%特級初榨橄欖油，包含較高含量的抗氧化劑、高濃度的維生素 E（α-生育酚）和酚類，因為它的加工較少。優質的特級初榨橄欖油，有助於中和自由基，減少罹患多種疾病的風險，增強我們的免疫系統。歐洲各國許多老人跟兒童，早餐前都會喝一茶匙的 100% 特級初榨橄欖油，因為它會產生暖胃、保健的作用。優質的 100%特級初榨橄欖油，比較適合用來涼拌、中低溫烹煮，不適合高溫油炸，因為它的豐富抗氧化劑，會在高溫烹調中消失，而且發煙點只有攝氏 160 度。

因此，如果你喜歡橄欖油的風味，你的唯一選擇就是

100% 特級初榨橄欖油，因為它的單元不飽和脂肪酸含量高達75%以上，是最自然的好油。

你買對油了嗎

談完西方的橄欖油，接著來了解一下東方的橄欖油──山茶油。山茶油（Camellia Oil）在台灣稱為苦茶油，也叫月子油，日本稱為椿油。依據台灣國家標準（CNS），苦茶油必須是完全從山茶屬（Camellia）的大果油茶樹（Camellia oleifera）及小果油茶樹（Camellia tenuiflora）的茶籽榨出來的油，才能稱為「苦茶油」。其中大果油茶樹是茶農從大陸引進種植，小果油茶樹才是真正台灣本土原生種，學名為「短柱山茶」。不過，無論台灣本土原生種小果油茶或大陸大果油茶，單元不飽和脂肪酸的含量都高達 80%，多元不飽和脂肪酸約為 10%。然而，台灣小果油茶茶籽出油率較高，量也比較少，市場價格比較高。每年通常在 9 月底至 10 月底期間，大果油茶樹和小果油茶樹的果實（茶籽）成熟，就可以採收果實，一年只有一次的收成。以低溫壓榨所得的苦茶油，色澤依品種或製程而不同，從淺綠，黃綠到金黃。帶有清淡的果香味，不會覺得苦澀。若壓榨之前，先行烘炒則色澤轉為淺褐色或黃褐色，帶有苦澀味，但都是純天然高級食用植物油。

清朝著名醫學家趙學敏在其所著的《本草綱目拾遺》一書

中記載：「茶油可潤腸、清胃、解毒、殺菌。」《Omega 飲食》一書曾經風靡歐美，該書作者美國波士頓大學醫學博士阿特夢絲・西蒙波露斯（Artemis Simopoulos）認為，**目前全世界只有兩種木本植物的食用油，完全符合國際營養標準，那就是苦茶油和地中海地區的橄欖油**。因為這兩種油多元不飽和脂肪酸之中的亞麻酸（Omega-3）和亞油酸（Omega-6）含量，最接近《Omega 飲食》一書所推薦的比例 1：4，在這個比例之下，人體各項器官機能，就能維持在幾乎「百毒不侵、百病不生」的絕對健康狀態。

依據美國心臟協會的建議，Omega-3 跟 Omega-6 的比例，最好是 1：1。然而，國人的飲食習慣嚴重偏差，這兩項脂肪酸的攝取比例，高達 1：30 以上。簡單的說，國人每攝取 1 克 Omega-3 脂肪酸，就會被 30 克甚至更多的 Omega-6 脂肪酸稀釋，導致老化速度加快，體內器官相繼退化、發炎，血液變濃稠，引發一連串的心血管疾病、糖尿病、肥胖、異位性皮膚炎、關節炎、癌症等等。大多數的植物油 Omega-6 含量都很高，國人由於飲食習慣的關係，身體內 Omega-6 的含量也很高，如果能夠多攝取富含 Omega-9（單元不飽和脂肪酸）的食物，就可以消除體內的發炎反應。

單元不飽和脂肪酸是衡量食用油健康因子的首要指標，苦茶油的含量約為 79%，這個比例是所有植物油中最高的，橄欖油約為 75%。此外，多元不飽和脂肪酸中，Omega-3 跟

七葷八素，你都吃錯了：
揭開與健康、疾病相關的飲食祕辛

Omega-6 的比例，以不超過 1：10 為宜。而苦茶油 Omega-3 的含量約為 0.4%，Omega-6 的含量約為 9%；橄欖油 Omega-3 的含量約為 1%，Omega-6 的含量約為 10%，這兩款食用油，都合乎這個比例。苦茶油還富含鈣、鐵、鋅等微量元素，以及生理活性物質，例如植物固醇（Phytosterol）、生育酚（Tocopherol）、角鯊烯（Squalane）、山茶甙（Camelliaside）、茶多酚（Tea polyphenols）等，其中的茶多酚和山茶甙，對於降低體內壞的膽固醇，有明顯的效果，這兩種物質是苦茶油所特有的。

優質的苦茶油也和特級初榨橄欖油一樣，由於產量少，市場需求量高，價錢又昂貴，因此不肖業者經常以魚目混珠的手法欺騙消費者。例如，以茶樹的茶籽混充大果油茶樹及小果油茶樹的茶籽榨油，或者以一到兩成的苦茶油，混合廉價的食用油，然後標示「純苦茶油」出售。更惡劣的黑心廠商卻是撿起已經落地的不新鮮茶果，甚至是發霉的，利用熱壓的方式榨油，掩蓋不新鮮茶果的腐敗味，或是以精製的方式，脫色、脫臭，添加人工抗氧化劑，延長保存期限。令人擔心的是，這樣榨出來的油，往往含有殘留的溶劑、重金屬、黃麴毒素，其中黃麴毒素（Aflatoxin）是最強的致癌物質。

台灣的消費者習慣到榨油行購買苦茶油，務必要確認廠商所生產的苦茶油，是否用新鮮的果實去榨油，有沒有良好的冷藏保鮮設備，以及適當的倉庫管理。以免壓榨好的苦茶油，受

到溫度、光線、氧氣的影響而衰敗，儲藏越久，苦茶油的酸價及過氧化價越高，油脂當然就劣化了。

椰子油究竟是好油還是壞油

近年來，椰子油究竟是好油還是壞油，學者專家一直爭論不休，國內如此，國際上亦是，令消費者一頭霧水，不知該相信誰。椰子油是從椰肉取得，一般的製作方法是將椰子肉經過脫酸、漂白、脫臭等過程，最後形成精製的椰子油。現在較流行的為初榨椰子油（Virgin Coconut Oil），跟初榨橄欖油的道理一樣，不經過上述的加工精製過程，因此比一般精製椰子油含有較為豐富的維生素、礦物質以及抗氧化物。消費者基本上都知道椰子油含有約 92% 的飽和脂肪酸（台灣食品成分數據庫顯示），這是所有食用油中比例最高的，而這也是雙方爭論不休的關鍵點。

日常的烹調油裡主要分子是三酸甘油脂（Triglycerides），由三個脂肪酸分子和一個甘油分子組合而成，每個脂肪酸則是由一端的反應酸（Reactive Acid）和一條長尾碳鏈所組成，千萬不要以為椰子油的組成都是同一種脂肪酸。簡單的說，油脂是一種由碳鏈構成的有機化合物，碳鏈的長度會影響油脂的性質，一般油脂中的飽和脂肪酸大多為長鏈，而椰子油中 64% 是中鏈飽和脂肪酸（Medium-Chain Fatty Acids），包括：47% 月桂酸（Lauric Acid，C12）、7% 癸酸（Capric Acid，C10）、9% 辛

七葷八素，你都吃錯了：
揭開與健康、疾病相關的飲食祕辛

酸（Caprylic Acid，C8）、1%己酸（Caproic Acid，C6）；30%是長鏈飽和脂肪酸（Long-Chain Fatty Acids），包括：18%肉豆蔻酸（Myristic Acid，C14）、9%棕櫚酸（Palmitic Acid，C16）、3%硬脂酸（Stearic Acid，C18）；加上 6%長鏈不飽和脂肪酸之中的油酸（Oleic Acid，C18）。椰子油含有的「中鏈飽和脂肪酸」，也被稱為中鏈三酸甘油脂（Medium-Chain Triglycerides），簡稱 MCT，和其他植物油中常見的長鏈飽和脂肪酸不同。

大多數植物油是由長鏈飽和脂肪酸（LCT）組成，但 LCT 很容易變為脂肪儲存在身體中，中鏈飽和脂肪酸（MCT）可以直接進到肝臟氧化代謝，轉化為能量，不會堆積在血管中。事實上，碳原子數為 12 的月桂酸（C12），它的結構、吸收及新陳代謝途徑本應被歸類為「長鏈飽和脂肪酸」，但卻陰錯陽差地被歸類為「中鏈飽和脂肪酸」，中鏈飽和脂肪酸主要是指己酸（C6）、辛酸（C8）與癸酸（C10）。何況，月桂酸在小腸中必須經過膽鹽（Bile Salt）、乳糜微粒（Chylomicron）和胰脂解酶（Pancreatic Lipase）的水解，再經由淋巴系統的乳糜管（Lacteal）運送至肝臟，而且月桂酸需要在肝臟中處理很久，攝取過多會在體內形成脂肪堆積。過多的飽和脂肪酸會提高血液中的低密度脂蛋白（壞的膽固醇）濃度，導致高血脂及心血管疾病等。不像中鏈飽和脂肪酸不需乳化，就可直接由肝門靜脈（Portal Vein）吸收，並經血管系統運送到肝臟氧化代謝，轉換成能量。而且，中鏈飽和脂肪酸的三酸甘油酯總碳數

為 C24-C32，而椰子油三酸甘油酯總碳數是 C28-C52，跟奶油的三酸甘油酯總碳數 C28-54 幾乎一模一樣，喜歡椰子油的消費者不妨捫心自問，椰子油中的月桂酸真的算是中鏈飽和脂肪酸嗎？

美國哥倫比亞大學（Columbia University）營養醫學副教授瑪麗・皮埃爾・聖昂格（Marie-Pierre St-Onge）的研究顯示，攝取 100%的中鏈三酸甘油脂，有助於新陳代謝和減重，等於每天攝取至少 10 大匙的椰子油，但這麼做會引發攝取過量的負面效應。2017 年 4 月，她接受《時代雜誌》訪問時表示：「椰子油僅含有約 13% 的中鏈三酸甘油脂，絕非椰子油廠商在推銷廣告中所吹噓的，含有 60%～70% 的中鏈三酸甘油酯。」

2018 年 8 月，時任哈佛大學流行病學系教授，現任加州大學洛杉磯分校（UCLA）流行病學系教授兼系主任蜜雪兒絲（Karin Michels），在以「椰子油和其他不正確營養學觀念」為題，發表演說時表示，椰子油對心臟健康構成嚴重威脅，是十足的毒藥。我想這位大名鼎鼎的系主任，用詞雖然非常嚴厲，但是我相信她是苦口婆心，只想以醫學的真理，批判時下的偽科學。

2019 年 2 月 11 日，美國食品暨藥物管理局，發函警告製造椰子油的廠商，不得宣稱椰子油有治療或治癒阿茲海默症（失智症）的可能，因為阿茲海默症截至目前為止無藥可治。根據世界衛生組織的估計，全世界有超過 4,800 萬人深受失智

七葷八素，你都吃錯了：
揭開與健康、疾病相關的飲食祕辛

症之苦，不要再輕易相信網路的謠言或者新聞媒體的報導：「椰子油可治療失智症」。

美國心臟學會指出，心血管疾病（CVD）是全球主要的死亡原因，每年導致將近 2,000 萬人死亡，由於從 7 個對照的科學實驗中發現，椰子油會增加引起心血管疾病的低密度脂蛋白（壞的膽固醇），因此建議消費者不要食用椰子油，改以不飽和脂肪來代替飽和脂肪，降低低密度脂蛋白，避免罹患心血管疾病。飽和脂肪攝取量非常低的地區，例如：地中海國家，心血管疾病發生率普遍都不高。一般人每天飽和脂肪的攝取量應該低於 10 克以下，儘可能避免食用椰子油。

曾任美國心臟協會營養委員會主席，現任哈佛大學醫學院心血管疾病預防教授佛蘭克・薩克斯（Frank Sacks）博士曾經說，他不知道為什麼人們認為椰子油是健康的，不過他並不否認椰子油是很好的保濕劑，也可用於護髮。因此，他對椰子油下了這麼一段中肯的評論：「你可以把它用在身體上，但不能把它吃進身體內。」（You can put it on your body, but don't put it in your body.）

如果你對椰子油清新的香味難以抗拒，建議你選購經過認證有機初榨椰子油，偶爾滿足一下口腹之慾也無妨，避免購買氫化或者是精煉的椰子油，為了自己和家人的健康，更應該重視立場中立，世界權威機構美國心臟協會、美國食品暨藥物管理局的再三忠告。

植物油切忌高溫油炸

　　葵花油、大豆沙拉油是台灣食用油市場占有率前兩名，許多家庭、餐廳、小吃店、夜市攤販以及食品加工業者，大多使用這兩款植物油。然而，就如同前文所述，台灣市面上販售的植物油，大多是精製植物油，也就是在植物油的原料中，摻入正己烷（n-Hexane）或從石油提取的化合物溶劑來融化原料，然後再以高溫經過脫膠、脫酸、脫色、脫臭的化學處理，萃取出植物的油脂，讓原本混濁、帶有顏色與味道的油脂，最後變得清清如水。然而，在植物油的加工過程中，天然的營養成分包括卵磷脂、植物固醇、脂肪酸、維生素 E、胡蘿蔔素、葉綠素、膳食纖維以及礦物質等，往往改變或流失，天然香氣也消失無蹤。取而代之的是，反式脂肪以及一些氧化物質包括：乙醛、酮、環氧化物、過氧化氫等。

　　精製植物油通常是為了滿足市場上的大量需求，例如食用油製造商、食品加工業、餐飲業等等，透過精製萃取的油比傳統冷壓壓榨法提取的多很多。然而，精製之前的那些雜質，正是油品寶貴的營養成分，只因為成分比較不穩定容易敗壞，廠商便透過精製的程序，延長保存期限。在所有植物油中，葵花油、大豆沙拉油、玉米油、亞麻籽油、花生油，多元不飽和脂肪酸的含量都很高，其中葵花油的含量高達 75%，亞麻籽油73%、大豆沙拉油為 62%、玉米油 58%、花生油 33%。多元不飽和脂肪酸由於含有不飽和鍵，穩定性差，在加熱和體內的

七葷八素，你都吃錯了：
揭開與健康、疾病相關的飲食祕辛

新陳代謝過程中，容易氧化形成自由基。

　　自由基是一種極不穩定的氧分子，一旦體內的自由基過多時，自由基就會變臉，成為禍害份子，肆意妄為的攻擊正常細胞，破壞細胞核。正常細胞的分裂具有一定的模式，一旦細胞核受損，細胞將失去記憶，脫離正常細胞分裂的模式，癌症便有機可乘。因此，食用時需限量，切忌高溫油炸，只適合中低溫燉煮和炒菜。每一種油的耐受溫度不一樣，未精製的葵花油在攝氏 107 度就開始冒煙變質了，如果拿來炒菜甚至炸排骨，會產生許多毒素，油只要經過高溫氧化之後，就會產生自由基與致癌物。

　　英國德蒙福特大學（De Montford University）生物分析化學和化學病理學教授馬丁・葛魯特維德（Martin Grootveld），接受《每日電訊報》採訪時說：「當我們將植物油高溫加熱時，將發生危險的化學反應，這些化學反應會改變油脂的分子結構，產生可能對我們的健康有害的新化合物。」葛魯特維德教授表示，尤其是多元不飽和脂肪酸含量很高的食用油（超過20％），一旦使用高溫煎、炸食物，便會產生大量的有毒醛類（Aldehydes）化合物（有毒的醛是油中脂肪酸降解的結果）。這一類化學物質與引發癌症、心臟病和老年癡呆症在內的疾病有關。此外，英國倫敦克羅伊登大學（Croydon University）附設醫院心臟病專科醫師艾希姆・馬洛特拉（Aseem Malhotra）接受《每日郵報》的訪問也表示，植物油固然健康，但如果使

用不當，高溫烹調（超過 180°C），就會產生對人體有害的醛類化合物丙烯醛（Acrolein），反而對健康更加不利。

新的研究發現，葵花油、大豆沙拉油、玉米油、亞麻籽油、花生油一旦使用高溫煎、炸食物，產生醛類化合物的濃度比世界衛生組織公布的高出好幾倍。相形比較之下，富含飽和脂肪酸或單元不飽和脂肪酸（如奶油或橄欖油）的油脂，所產生的醛和其他潛在對健康有害的化合物濃度要低得多。

人類的大腦重量大約 1,325 公克。主要由水、蛋白質、脂肪組成，大腦是全身各器官中含脂肪量最多的，腦中的脂肪至少占 60%，其中包括 Omega-3 脂肪酸和 Omega-6 脂肪酸。英國牛津大學醫學院研究發現，葵花油、大豆沙拉油、玉米油、亞麻籽油、花生油攝取太多，大腦中的 Omega-3 脂肪酸和 Omega- 6 脂肪酸比例將嚴重失衡，可能會導致失智症。醫學界早已研究證實，Omega-6 脂肪酸與 Omega-3 脂肪酸的攝取比例應維持 1：1，否則 Omega-6 攝取太多，會造成腦細胞發炎以及各器官慢性發炎，而葵花油、大豆沙拉油、玉米油、亞麻籽油、花生油，含有大量的 Omega-6 脂肪酸，必須減少攝取。

上述這些植物油在精製的過程中，可能含有危害人體健康的化學溶劑，再經過重複高溫加熱，便會快速氧化，產生反式脂肪酸和毒害腦神經細胞的神經毒素 4-羥基壬烯醛。一旦買回家中高溫炒菜、油炸，神經毒素再度釋出，加熱越久，神經毒

七葷八素，你都吃錯了：
揭開與健康、疾病相關的飲食祕辛

素越多。美國愛因斯坦醫學院（Albert Einstein College of Medicine）外科教授，全美首席胃腸科醫師新谷弘實認為，油是世界上最容易氧化的食物，不適合長期保存，以化學溶劑抽取法煉製的植物油，看似不易腐敗，卻使消費者的健康付出慘痛的代價。

2018 年 11 月 19 日，美國食品暨藥物管理局（FDA）宣布，所有含單元不飽和脂肪酸（Omega-9）70%以上的食用油（高油酸油），可以在油品的瓶身上標明：「每天食用兩湯匙（約 23 公克），有可能降低罹患冠心病的風險」。FDA 還規定，標示的時候必須說明，唯有食用富含單元不飽和脂肪酸（被稱為血管清道夫）的食用油，替代富含飽和脂肪酸的脂肪或是食用油，才能達到保健的效果。近年來，科學家開發了高油酸葵花油（High Oleic Sunflower Oil）和其他高油酸油類，它們被培育成單元不飽和脂肪酸含量高，多元不飽和脂肪酸含量低，用於需要穩定儲存的食品中。市面上符合 FDA 這項標準的油，包括高油酸葵花油、高油酸紅花油、高油酸低芥酸菜籽油、高油酸大豆油、橄欖油、苦茶油、酪梨油等等。

高油酸葵花油通常被定義為具有至少 81％的單元不飽和脂肪酸（油酸），比普通葵花油高 65%，亞油酸（Omega- 6）含量為 11%，比普通葵花油低 62%。飽和脂肪含量低於 3%，和市面上所有的食用油相比，高油酸葵花油飽和脂肪的含量最低，也是首款經 FDA 批准，在美國的食品標籤上可以標示不

含飽和脂肪的食用油。單元不飽和脂肪的攝取量增加，可能會增加高密度脂蛋白（HDL）──好膽固醇，而不會增加低密度脂蛋白（LDL）──壞膽固醇。可惜，目前市面上的高油酸葵花油和其他高油酸油，也是精煉的植物油，在選用之前，必須先衡量一下利害得失。

根據美國農業部（USDA）統計，芥花油（Canola Oil）是全球第三大食用油，僅次於棕櫚油與大豆油。最主要的芥花油生產國是加拿大、中國、印度及澳洲，澳洲仍然保有加拿大最初自然育種的芥花，並持續種出天然的芥花品種，這是因為澳洲政府嚴格禁止基因改造技術運用在食品類，如今已是全球第四大芥花生產國。而目前全世界最大的生產國為加拿大，也是第一個藉由天然雜交育種方式，培育出芥花的國家。1995 年加拿大政府，為了因應全球快速上升的需求，正式准許基因改造技術應用在芥花上。近幾年為了控制雜草，減少除草劑的使用，利用基因改造技術，培育出新的芥花，提高芥花對於除草劑與除蟲劑的耐受性，因此生產力大幅度的提升。目前加拿大有超過 95%的芥花產量為基因改造品種，芥花油的提煉方式和黃豆、紅花、葵花和芝麻等並無不同。天然純淨的芥花油脂肪酸成分主要是 93%不飽和脂肪酸的 Omega-9、Omega-6 和 Omega-3。其餘 7%則包括飽和脂肪酸的硬脂酸和棕櫚酸，目前所食用的芥花油中幾乎已經沒有芥酸的成分了。

芥花油目前在加拿大的市占率高達 65%、日本 48%、澳

洲 38%，市占率皆排名第一。芥花油冒煙點接近 200℃，高油酸芥花油冒煙點 240℃，穩定度高，不易氧化，油煙甚少，適合所有的烹飪方式。同時芥花油的氣味清淡，油耗味鮮少，食材容易保留原味，不易有油膩感。最難得的是，芥花油具有天然的脂肪酸黃金比例 2：1，這是所有植物油中，首屈一指的，也是最符合美國心臟協會的標準（1：1），其他的植物油所含的 Omega-6 跟 Omega-3 比例，大都在 10：1 以上，有的甚至高達 60：1。台灣市面上的芥花油大部分都是基因改造進口的，想找到非基因改造、非精製的芥花油還真不容易。2006 年 10 月，美國食品暨藥物管理局批准芥花油業者可以在產品標籤上註明「有助於減少罹患心臟疾病的風險」，美國心臟學會於 2015 年推薦消費者可用芥花油作為家庭烹調用油，這也是芥花油越來越被國際重視的主因。

酪梨是唯一含單元不飽和脂肪酸的水果

酪梨（Avocado）是金氏世界紀錄所記載最營養的水果，也是唯一含單元不飽和脂肪酸的水果，有「森林奶油」之稱，是留住青春的好食物。以前非洲的貧富差距很大，有錢人吃奶油，窮人吃酪梨，因此酪梨又被稱為「窮人的奶油」。酪梨原產於中美洲熱帶地區，「avocado」，為西班牙文「aguacate」一詞演化而來。據說早在史前時期，酪梨就已存在，當南美原住民阿茲特克人在大約 8,000 年前發現酪梨時，將其命名為 āhuacatl

（西班牙文），意為「睪丸」，並且開始採收食用，之後阿茲特克人陸續開始栽種酪梨。由於酪梨果實極為乾燥時，表面所產生的皺摺狀似男人的陰囊，也或許是因為酪梨的形狀跟成雙結果的特性，以致阿茲特克人認為食用酪梨有壯陽的功效。15世紀，酪梨才被西班牙人發現，並將「āhuacatl」一詞修改為「aguacate」，隨即帶到歐洲，並且迅速在歐洲流行。目前酪梨已被移植到熱帶、亞熱帶地區，甚至地中海地區。墨西哥是全世界最大的酪梨生產國，因此長期以來酪梨的原產地一直被定位在墨西哥南部地區。酪梨在 19 世紀初被引入美國，原來屬於墨西哥領土的美國加利福尼亞州至今仍然普遍種植酪梨。

連續 15 年（2002 年～2016 年）蟬聯收入最高模特兒第一名，締造了模特兒界難以超越的紀錄，並擁有「世界第一名模」封號的巴西超模吉賽爾・邦辰（Gisele Bundchen）說，酪梨是她這輩子吃過最美味的東西。近年來，美國流行歌手，也是好萊塢明星麥莉・賽勒斯（Miley Ray Cyrus），不斷的大力宣傳酪梨含有高達 70%以上的單元不飽和脂肪酸，減肥的效果出奇好，她的手臂上甚至還有酪梨的刺青，酪梨因而大受美國人的歡迎。美國人稱酪梨為「綠色黃金」，2020 年 2 月美式足球超級盃決賽之前，美國人大約購買了 1,500 萬磅的酪梨，一邊吃一邊觀賞球賽，因此超級盃決賽當天又被稱為酪梨日，可見酪梨在美國受歡迎的程度，《時代雜誌》也把酪梨列為全球十大超級食物之一。

美國佛羅里達州邁阿密種植一種巨大的長頸酪梨（Pura Vida，西班牙文的意思是純淨的生活），每個長頸酪梨長度約91公分，重量約1,360克。台灣在1920年左右（日據時代），開始引進種植，卻在光復時幾乎被砍伐殆盡。民國43年左右，農復會從美國加州引入12種品種，種植於農業試驗所嘉義分所，為台灣的酪梨產業奠定了基礎。台灣的酪梨產期為7月至隔年2月，9月為盛產期，台南大內區是全台最大的酪梨產地。酪梨在近幾年倍受推崇，原因在於其擁有最獨特的營養素：優質的好脂肪，主要是單元不飽和脂肪酸。一般的水果每100克僅含0.1克～0.2克脂肪，小小一顆酪梨的脂肪量卻高達5克～8克。

　　酪梨是維生素C、E、K和B6以及核黃素、菸鹼酸、葉酸、鎂、鉀和膳食纖維的重要來源。美國《時代雜誌》報導，酪梨是營養成分相當高的「超級食物」，含有豐富的單元不飽和脂肪酸（Omega-9）、Omega-6、類胡蘿蔔素、礦物質和去石寧錠（Destone）這種可以對抗結石的成分。此外，酪梨也含有相當豐富的天然植物固醇，稱為 β-谷固醇（Beta-Sitosterol）。經常食用 β-谷固醇，可以有效降低體內的膽固醇。酪梨還含有葉黃素和玉米黃素，這兩種物質可以抗氧化，並減輕紫外線對視網膜的傷害。最難得的是，它含有谷胱甘肽（Glutathione），谷胱甘肽是人體內非常重要的抗氧化物質，常被稱為「抗氧化之母」。

2019 年 12 月，美國賓夕法尼亞州立大學營養學傑出教授彭妮·克莉絲·埃瑟頓（Penny Kris-Etherton）博士發表在《營養學雜誌》（The Journal of Nutrition）上的一篇研究顯示：「每天吃一個酪梨有助於降低氧化的 LDL 膽固醇水平，氧化的 LDL 膽固醇會造成危險的動脈斑塊，也被認為與癌症和心臟病有關。」酪梨尚能預防代謝症候群（Metabolic Syndrome），也就是肥胖、高血糖、高血壓、高血脂等三高危險因子集中在一身的症狀，一旦診斷確定，罹患第 2 型糖尿病和心血管疾病的風險，將提高好幾倍。酪梨的果肉曾被用於滋潤毛髮，促進毛髮生長，治療皮膚創傷，美國的原住民印第安人也會使用酪梨治療痢疾及腹瀉。

風行全球的酪梨油

世界上酪梨油的主要生產國是紐西蘭、墨西哥、美國、南非和智利，酪梨油對食品界來說，是一種非常新穎的油，出現在消費市場只有 10 多年的時間，原本一直沒沒無聞，直到最近這一兩年才風行全球。真正最佳品質的酪梨油是未精製和未過濾，不會使用高溫熱壓、化學藥品或任何其他過濾機制，來更改或去除油中的天然蠟、顏色或調味劑，不含防腐劑、提煉劑或添加劑。只使用自然成熟的酪梨，以手工對每批酪梨進行分類，選擇優質的，先經過清洗，再直接去除酪梨的外皮、果核，然後將酪梨果肉在攝氏 35 度進行冷壓，這是植物油冷壓

的最低溫度。冷壓的油可以保留更多的營養成分，而且它的味道會非常濃郁，20 顆標準重量（400 克）的酪梨果肉，才能壓出 250 毫升的純正酪梨油，呈現令人感覺舒服的自然翠綠色，帶有濃郁的乳香，生產成本高。單元不飽和脂肪酸的含量大約 73%，多元不飽和脂肪酸約 13%，飽和脂肪則是 14%，與特級初榨橄欖油不相上下。

然而，精製的酪梨油往往是將酪梨的果肉，加入化學物質以高溫的方式熱壓，增加出油量，並且加以過濾、除味去膠質。例如，添加人工抗氧化劑（延長保存期限），添加維生素和礦物質（補充製油過程中流失的營養素），去除有機溶劑（製油時加入乙烷、礦油精等有機溶劑以增加出油量，但最終仍需加以去除），導致酪梨油原有的許多有益健康的營養分喪失殆盡。而且，油已氧化變質，失去原始的自然風味。精製過的酪梨油為淡黃色，氣味較弱。

目前市面上幾乎看不到天然、未精製的冷壓酪梨油，市場上看到的大部分酪梨油，即使標榜 100% 純度初榨冷壓，也多是精製的（Refined），千萬別上當，有些廠商則是利用化學調色劑仿冒冷壓酪梨油的自然翠綠色，欺騙消費者。美國有一款標榜加州聖地牙哥莊園種植、生產、製造的有機、非基因改造、非精製、純天然冷壓酪梨油，在亞馬遜網站上的售價是，玻璃瓶裝 250 毫升美金 45 元，台灣也可以買到，只是售價並不便宜，小小一瓶就要台幣將近 1,500 元。不過，說真的，這

款酪梨油，品質真的無話可說，值得推薦，但要提醒消費者，不要拿去油炸食物，雖然說它的冒煙點是所有植物油中最高的，攝氏 232 度，但是也不能暴殄天物，不是嗎？

根據《營養學雜誌》的一項研究，三餐中添加酪梨油可以促進食物中類胡蘿蔔素（Carotenoid）的吸收。類胡蘿蔔素是促進人體健康的抗氧化劑，可溶於脂肪。酪梨油對皮膚無刺激性，許多化妝品中也常見到酪梨油這種成分。酪梨油富含維生素 A、D 及 E，這些成分能幫助維持肌膚健康，酪梨油已經廣泛地被用於治療及紓緩肌膚問題。由於酪梨的果肉及油脂含有大量的碳氫化合物（Hydrocarbon），因此對於乾燥的肌膚很有幫助。

據分析，酪梨油含有大量維生素 E、植物固醇（Sterols）、金縷梅（Hamamelis）及卵磷脂等有效成分，可以幫助皮膚增加抵抗力，更具有較好的潤滑性，滲透力比綿羊油強，對皮膚炎症、粉刺有一定的療效。即使是肌膚最敏感的部位，如眼睛四周和頸部，都能有良好的滋潤功效。由於酪梨油能充分滲透上層肌膚，因此非常適合乾性肌膚或過敏性肌膚者。它能給予肌膚充分的滋潤，讓肌膚保溼，摸得到水嫩和彈性的好質感。適用於乾燥缺水，曝曬陽光受損的肌膚，還可有效解決濕疹、皮膚疹及肌膚老化等問題。而且，深層清潔效果良好，對新陳代謝、淡化黑斑、消除皺紋均有很好的效果。此外，酪梨油含有豐富的單元不飽和脂肪酸，具有降低膽固醇、疏通阻塞的血

管及預防心臟疾病與高血壓的功效。

在沙拉中添加酪梨油可顯著提高 α-胡蘿蔔素、β-胡蘿蔔素和葉黃素的吸收，類胡蘿蔔素是抗氧化劑，被認為可以降低眼疾和某些癌症的風險。發表在《美國醫學會雜誌》（JAMA）上的一項研究發現，用蛋白質或單元不飽和脂肪酸替代碳水化合物，可以進一步降低血壓，改善血脂水平並降低心血管疾病的風險。

烹調食物除了要清楚知道什麼樣的油，對身體健康真正有幫助之外，也必須稍微了解一下食用油的冒煙點（Smoke Point），以免優質的好油一剎那之間氧化成劣質油，危害自己以及家人的身體健康，造成一輩子的遺憾。不同的食用油，冒煙點也不同，有高有低，一旦加熱到這個溫度，不管你買的食用油是哪一種，油中的脂肪酸與甘油會游離出來，開始變質，產生丙烯醛（Acrolein），若吸入丙烯醛會造成鼻子、喉嚨的疼痛以及肺部的傷害。千萬要小心謹慎，以免危害自身的健康。油的溫度越高，丙烯醛產生的速率也越高。

根據流行病學研究顯示，肺腺癌與廚房的油煙相關性相當密切，做菜煎、炒、炸之所以會產生油煙，是因為烹調時油中的「三酸甘油酯」高溫加熱，產生化學反應，也就是氧化，導致食用油中游離脂肪酸被氧化降解的短鏈物質揮發出來，這就是做菜煎、炒、炸的時候，廚房煙霧繚繞的原因。油煙多寡主要與油脂飽和度有關，含飽和脂肪酸的油品，像豬油、牛油比

植物油安定，化學性質越安定，越不易起油煙，因此適合高溫炒炸。

　　食用油的主要成分為三酸甘油酯，約占食用油的 99%以上，三酸甘油酯是由甘油（約 10%）和脂肪酸（約 90%）組成的。脂肪酸可分成飽和脂肪酸、單元不飽和脂肪酸、多元不飽和脂肪酸等，油脂所含的脂肪酸成分與比例不同，對人體的影響也不同。每種油各有優缺點，雖然不飽和脂肪酸有益健康，但可別忽略了油脂越不飽和、越不穩定的特性。不飽和脂肪酸有許多不穩定的雙鍵碳原子，一經高溫煎、炒、炸，或接觸氧氣、曝曬紫外線，就容易產生自由基，反而變得不安全。而飽和脂肪酸的碳原子，彼此緊密結合，比較不容易產生自由基，如果是高溫烹調，反而比不飽和脂肪酸安全。但飽和脂肪酸會導致血脂過高，引發心血管病變，所以飽和脂肪酸雖穩定，卻不符合健康原則。因此，不建議長期以含飽和脂肪酸的油品做為主要食用油，家中最好能同時準備富含不飽和脂肪酸及富含飽和脂肪酸兩種油類。

　　植物油雖富含不飽和脂肪酸，對人體較健康；但缺點是容易氧化、不耐長時間高溫烹調，有些廠商為了提高植物油的穩定度及可塑性，就將液態植物油以氫化方式加工處理，使其轉變為半固態形式，即為「氫化油」。脂肪酸結構就會從原本的「順式」變「反式」，所謂「順式」脂肪酸是雙鍵兩旁的氫原子位在碳鍵的同一邊；而「反式」脂肪酸則是雙鍵兩旁的氫原

七葷八素，你都吃錯了：
揭開與健康、疾病相關的飲食祕辛

子位在碳鍵的兩側。「反式脂肪酸」會增加體內壞膽固醇（LDL），並降低好膽固醇（HDL）的水平，增加心血管疾病的風險。

少吃植物油製作的食品

生活中常見含有「反式脂肪酸」的食物，包含人造奶油、起酥油及氫化的植物油等；由於氫化的油脂較安定，所以廣泛運用在炸雞、鹽酥雞、漢堡、薯條、披薩、熱狗、冰淇淋、布丁、冷凍食品、甜甜圈，奶油蛋糕、餅乾、洋芋片、糕點、麵包、爆米花等零食、甜點上。國人早餐常吃的燒餅、油條、飯糰、酥餅、炸蛋蔥油餅、炸薯條、炸雞，反式脂肪酸含量通常都很高，雖然吃起來美味可口，但為了健康著想，還是少吃為妙！

近年，國際間在含植物油的抹醬、餅乾、巧克力等食品中驗出「縮水甘油」（Glycidol，是人體可能致癌物），引發各國關注。義大利知名巧克力抹醬爆發含縮水甘油疑慮，日本食用油業者也在一款食用油中發現縮水甘油含量，比一般植物油高出 18 倍，緊急回收所有產品；香港近期檢驗市售人造奶油、抹醬、蛋捲、餅乾等以植物油製作的食品時，也發現縮水甘油蹤跡，顯示國際間逐漸重視此致癌物。

歐洲食品安全局（EFSA）2018 年 5 月公告，各類經高溫處理的植物油加工食品經動物實驗發現，可能含有具致癌性的

物質「縮水甘油脂肪酸酯」（Glycidyl Fatty Acid Esters），該物質具基因及致癌性也被國際癌症研究中心列為「可能為人類致癌物」，更針對植物油中縮水甘油訂定 1,000 微克／千克的限量標準。縮水甘油脂肪酸酯主要是植物油經過高溫（溫度超過攝氏 200 度）、脫臭、脫酸、脫色的過程中產生的有害物質，且致癌性為 2A 級，以棕櫚油含量較高，食用後雖然不會造成立即危害，但長期下來仍會增加致癌風險。想避免吃進過多縮水甘油，必須終止或者減少選用精製油，改用初榨、未經精製的油，但這類油通常又不適合高溫烹調，只能涼拌或低溫拌炒。

縮水甘油目前已被世界衛生組織（WHO）國際癌症研究機構列為 2A 級致癌物，也就是經動物實驗確定會使動物致癌，但是否會使人體致癌則尚未確定，過去衛福部食品藥物管理署也曾指出，食用縮水甘油不會造成立即危害，但長期還是可能增加致癌風險。目前僅歐盟有規範，衛福部食品藥物管理署預計民國 113 年 1 月 1 日起限量管理。

美國食品暨藥物管理局（FDA）一再呼籲：以富含單元不飽和脂肪酸（Omega-9）的食物，代替含有飽和脂肪酸的食物，可降低人體的血清總膽固醇（TC）、低密度脂蛋白膽固醇（LDL）的水平，而這兩種物質都會增加罹患冠心病的機率。而且，現代醫學也普遍認為，單元不飽和脂肪酸有助於降低低密度脂蛋白膽固醇，提高高密度脂蛋白膽固醇（HDL），達到

七葷八素，你都吃錯了：
揭開與健康、疾病相關的飲食祕辛

抗氧化、保護血管、降低罹患動脈硬化、心血管疾病及中風機率的效果。當我們吃下含有飽和脂肪的食物時，飽和脂肪會先在小腸分解成脂肪酸和甘油，然後被小腸的上皮細胞吸收，接著和膽固醇、蛋白質混合在一起，成為低密度脂蛋白進入血液中，我們吃的飽和脂肪越多，人體血液中的低密度脂蛋白含量就越高，容易附著在血管的內壁上，導致血管硬化變窄，最後造成血管阻塞，危害身體健康。相反的，吃下富含單元不飽和脂肪酸的食物，包括可溶性纖維，例如全穀類、蔬菜、水果，就可增加血液中高密度脂蛋白的含量，降低低密度脂蛋白的量，達到疏通血管的效果。

　　全球許多權威機構以及無數的科學家，不斷地告誡我們，避免高溫烹調食物，以免毒害健康。美國哈佛大學醫學院癌症研究所研究證實，高溫燒烤會產生多環胺類（Heterocyclic amines，簡稱 HCA 或 HCAs），也有人稱之為雜環胺。多環胺類與多種癌症，例如乳腺癌、結腸癌、胃癌和攝護腺癌有關。肉類以及其他來源的蛋白質，例如牛奶、雞蛋、豆腐、肝臟，在油炸，煎和燒烤過程中，高溫產生的 HCAs 量最大。食物經煮、烤、煎，溫度越高多環胺類產生量越多；反之，溫度越低產生多環胺類量越少。

　　我們是否該靜下心來，慎思一個嚴肅的問題，追求健康長壽，為什麼要高溫烹調食物，新鮮的食材又何需高溫烹調。事實上，高溫烹調食物是一項很不健康的飲食習慣，歐洲食品安

全局 2018 年 4 月，就已經開始禁止歐盟各會員國的餐飲業、速食業、烘焙業過分油炸食物（油的溫度不能超過攝氏 160度），以減少潛在的致癌物質丙烯醯胺（ACrylamide）釋出。一味強調食用油的發煙點有多高，對於健康飲食而言，毫無意義。因為，不管你用的是發煙點攝氏 160 度的特級初榨橄欖油、220 度的特級初榨苦茶油、甚至 232 度的特級初榨酪梨油，一旦高溫烹調上述這些優質的好油，一剎那之間就會被氧化產生自由基，變成有毒的劣質油，難怪有越來越多一輩子不抽菸、不喝酒、每天運動的家庭主婦會得到肺腺癌。

此外，大部分的植物油都含有反式脂肪，如果拿這些油去高溫烹煮，反式脂肪就很容易被釋放出來，即使是苦茶油、橄欖油也不例外，尤其是葡萄籽油，每 100 克就含有 2,000 毫克的反式脂肪，是植物油中含量最高的。地中海飲食之所以舉世推崇，其中最大的關鍵點是，採取自然飲食的觀念，盡量保持食物的原味，鮮少高溫烹調食物。歐美的家庭廚房都不裝設排煙管，因為低溫烹調下不會油煙四起，下廚做菜往往是一種生活上的享受！

百歲阿嬤吃豬油

吃豬油健康嗎？這個問題，在不同的年代，有截然不同的答案。

七葷八素，你都吃錯了：
揭開與健康、疾病相關的飲食祕辛

在台灣，豬油自古以來就是尋常百姓家常備的烹飪用油，家家戶戶都會自製豬油，筆者的阿嬤、母親吃了一輩子豬油，健康都沒什麼問題，阿嬤活了 101 歲，家母活了 98 歲。2018 年 1 月 29 日英國 BBC 網站刊登一篇報導：「The world's most nutritious foods」（全球最有營養的食物），引述論文《Uncovering the Nutritional Landscape of Food》研究，列出「前 100 種最適合與其他食物搭配、卻不會超過人類平日營養需求」的食物。BBC 將豬油評為 10 大最有營養的食物之一，排名第 8 位。

科學家對 1,000 多種食材進行分析、評估，打出了營養分。他們認為，豬油不含反式脂肪酸，但富含維生素 B、維生素 D 和礦物質，與奇亞籽、杏仁和甜菜葉等食物的營養成分並列，比羊肉和牛油更健康。豬油的營養得分為 73，它優於其他健康食品，如南瓜、鮭魚和核桃。當然，食用豬油需要適量。事實上，豬油是維生素 D 最豐富的來源之一，含量比牛油多 50％，尤其是來自散養的豬。科學家發現，法國人吃很多的飽和脂肪，但他們的心臟病發病率卻非常低。

BBC 推薦豬油，是因為豬油除了好吃之外，還有豐富的營養價值：

1. **膽鹼**：有助於維護細胞結構，對學習、記憶有幫助。大部分的膽鹼從飲食中取得。

2. **維生素 D**：豬油的維生素 D 含量相當豐富，一勺豬油含有 1,000 個國際單位（IU）的維生素 D，僅次於魚肝油，差不多等同於吃 50 朵蘑菇。維生素 D 能協助人體對鈣質的吸收，而且還能幫助改善心血管功能、保持肺和呼吸道的健康，增強肌肉功能，幫助身體抵抗病毒、病菌的感染。缺乏維生素 D，可能導致骨質疏鬆、肌無力、阿茲海默症。

3. **胡蘿蔔素**：豬油含有胡蘿蔔素可以保護我們的視力，讓眼睛越來越明亮，尤其是可以預防夜盲症跟乾眼症。

4. **鋅**：體內鋅的含量與成長發育相關，鋅若長期攝取不足，兒童可能會產生身高較矮小、常生病或生長緩慢的問題。掉髮頻繁，傷口遲遲沒癒合，也是身體缺鋅了。鋅還能夠增強記憶力，減少血液中的膽固醇，降低血脂，改善關節炎症，促進血液循環。

除此之外，豬油還可以潤滑腸道、幫助消化，有潤腸通便，防止便秘的效果。

資料來源：英國 BBC 網站

吃豬油不會導致心血管疾病

　　吃豬油會得心血管疾病嗎？並不會。《美國臨床營養學期刊》（該期刊在營養學界排名第 3）回顧了 21 項研究、超過 34 萬個受試者，其中包含 11,006 個心血管疾病或中風患者，發現：攝取飽和脂肪與罹患心血管疾病無直接關聯。一些權威機構認為豬油不利於心臟的健康，但是現在越來越多的研究發現，糖、加工食品、反式脂肪、高碳水化合物才是心臟病的罪魁禍首。豬油中含有飽和脂肪 40% 左右，單元不飽和脂肪約為 50%，在動物油當中僅次於魚油。多元不飽和脂肪 10% 左右。尤其是富含不飽和脂肪的食物，能降低心臟病和中風的風險。

那麼**豬油**吃了身體會不會變胖？答案：不會。美國國家衛生院（National Institutes of Health, NIH）曾經做過一項婦女健康關懷計畫（Women's Health Initiative），將近 5 萬個婦女分成兩組，其中 19,541 個婦女將脂肪攝取占每日**攝取**總熱量從 38％降至 20％，另外 29,294 個婦女照常飲食。8 年後，他們發現一件殘酷的事實：少吃脂肪的那一組，體重變化和正常飲食的那一組並無差別。

英國 BBC 網站引用的這項名為「**揭示食物的營養概況**」的研究，揭示了以下 10 種最有營養的食物及其相應的營養分數：

---

1. 杏仁，97
2. 釋迦，96
3. 海鱸魚，89
4. 比目魚，88
5. 奇亞籽，85
6. 南瓜子，84
7. 瑞士甜菜，78
8. 豬油，73
9. 甜菜葉，70
10. 鯛魚（嘉鱲魚），69

資料來源：英國 BBC 網站

我們的老祖宗很早就用豬油來清血管、除三焦濕氣、治療脾胃病。中國歷史上最著名的醫學家、「藥聖」李時珍的《本草綱目》中，記載豬油是一種非常好的補藥，食用後不會上火，反而有瀉火作用。東晉醫學家葛洪編著的《肘後方》提到豬油可治療肝炎。「藥王」孫思邈認為豬油可以去淤血，體內

七葷八素，你都吃錯了：
揭開與健康、疾病相關的飲食祕辛

如有淤血很容易導致記憶力下降，吃豬油可以增強記憶力。

大約 40 年前，台灣人一下子突然認為吃豬油不健康，會提高膽固醇、堵塞血管，因此紛紛改吃植物油。家庭主婦改買桶裝的沙拉油，而路邊攤販也大多放棄豬油，改用氫化油或沙拉油來油炸食物。時至今日，豬油幾乎已經從台灣人的廚房裡消失不見，取而代之的是，台灣人以前很少吃的植物油。

最近，豬油又重出江湖了。這到底怎麼回事？豬油究竟是好油還是壞油，該吃還是不該吃呢？這個問題和嬰兒該吃母奶或是奶粉一樣，台灣民眾受到誤導，一下子說好，一下子又說不好，被搞得團團轉。民國 70 年之後，由於醫護人員宣導奶粉比較健康，導致望子成龍、望女成鳳的家長紛紛放棄母奶而改用奶粉。幾十年後的今天，卻又改弦易轍，說母奶比較好。其實，**天然的比較好**，這是大自然的定律，如今，大家都知道，嬰兒吃母奶最健康。

19 世紀，世界上很多國家都在使用豬油，例如歐洲、美洲、亞洲等地區。為什麼呢？因為豬油既便宜又美味，每個家庭都可以在廚房裡自製豬油，相當便利。在歐洲和北美，人們習慣用奶油塗抹麵包，但在一些奶油和植物油產量比較少的地區，很多人會用豬油塗抹麵包。

英國和法國的大廚都知道豬油非常美味，高級餐點都盡量選用豬油烹飪，甚至糕點都會使用豬油來烘焙。豬油自古以來就是華人主要的食用油，古早的台灣人常用豬油拌飯、拌青

菜，加一點醬油，就香味四溢。台灣人婚禮上贈送的喜餅、中秋節吃的月餅，傳統上都是用豬油製作，有一股獨特的豬油香，但現在的喜餅、月餅，已經改用「植物油」（大部分是棕櫚油），或「起酥油」來製作。這種「酥油」也就是「氫化植物油」，裡面含有反式脂肪，吃多了會導致心臟病、腦中風甚至癌症。

豬油烹調食物幾乎毫無油煙

世界各國使用豬油的歷史悠久，幾十年前，美國為了銷售大量製造的玉米油和大豆油，開始宣傳沙拉油的好處，一時之間，其他的食用油都被打入冷宮。美國呼籲消費者要多吃不飽和脂肪，少吃飽和脂肪。所提出的論調是豬油含飽和脂肪高達39%，事實上每 100 克豬油中僅含有 95 毫克膽固醇。1956 年美國明尼蘇達大學生物學與病理學家安塞・基斯（Ancel Benjamin Keys），發表了著名的七國研究（Seven Countries Study）。「七國」指的是義大利、希臘、南斯拉夫、芬蘭、荷蘭、日本、美國偏鄉地區，之所以挑選這七國，是因為基斯早就對世界各國的數據內心有底，所以這次他挑的國家都有非常高機率符合自己的結論。

這一研究旨在探索各個國家的飲食模式，具體來說是飽和脂肪與冠心病患病率之間的關係。該研究聲稱：飲食中的脂肪是導致心血管疾病的原因。該研究結果被美國心臟病協會

（AHA-American Heart Associate）認可，於是飲食—心臟假說（Diet-Heart Hypothesis）的影響進一步擴大加深。實際上安塞‧基斯的研究對象並非只有 7 國，而是 22 國，他只選取了符合自己假說的那些國家的數據發表，完全就是學術造假。這種研究報告被認真務實的學者發現漏洞：1 萬 2 千多名參加者中，只有不到 500 人的飲食接受評量，除此之外各國的蒐集方式也不盡相同，有的只採 1 日，有的 7 日，有的是熟食，有的是生食。最嚴重的是希臘克里特島有 48 天不吃動物性食物的「四旬節」，安塞‧基斯的研究一樣把它算了進去。15 年後，安塞‧基斯再去追蹤這 7 個國家的狀況，發現心臟病死亡卻只占總死亡數的三分之一，看起來低飽和脂肪跟降低心臟病機率有關，但總死亡率是不變的。也就是說，就算心臟病變少，但其他讓人致死的原因卻變多了。

安東妮雅‧崔科普蘿（Antonia Trichopoulou）是希臘雅典大學醫學院教授，專門研究地中海飲食對健康的影響，被國際營養學界稱為「地中海飲食之母」。她發現 1960 年～1990 年，義大利男性平均多吃了 10 倍的肉，心臟病罹患率反而下降，平均身高還增加了 10 公分。而地中海飲食的發源地克里特島，1980 年七國研究的研究者回到當地，發現那裡的農人吃的飽和脂肪增加了 54%，但心臟病突發機率還是很低。即使當地人的飲食跟所謂地中海飲食差了很多，但當地人整體的健康狀況還是一樣好。我們不禁納悶，有沒有可能克里特島居民

那麼健康，其實跟所謂多吃蔬食的地中海飲食關係不大呢？的確，也有研究者提出不同觀點，認為克里特島的傳統飲食幾乎沒有糖，沒有甜點，只有當地水果。而七國研究中，甜食的消耗量跟心臟病罹患率有緊密的關聯。會不會真正的地雷食物是甜食？而營養學界一直錯怪脂肪呢？

事實上，豬油並沒有一般人想像的那麼可怕，只要適量，並不會讓你身體發胖，導致心血管疾病，在時下常用的食用油當中，豬油勝過氫化植物油。在葷油中，豬油具有較高的吸收率，較高的亞油酸（Omega-6）、亞麻酸（Omega-3）和維生素 E 含量。豬油優於植物油的原因是：一、豬油是人體熱量最適宜的儲存形式，也是人體必須脂肪酸和脂溶性維生素的主要來源。二、豬油中含有花生四烯酸（Arachidonic acid, AA），是植物油中不具有的，該物質可降低血脂，並與亞油酸、亞麻酸合成具有多種重要生理功能的「前列腺素」（Prostaglandin, PG）。前列腺素可提高女性受孕能力，引起胃腸道平滑肌收縮，抑制胃酸分泌，保護胃黏膜。另含有 22 種雙碳多烯酸等「長鏈不飽和脂肪酸」，與人體神經系統及大腦組織的生長發育息息相關。

我要特別提醒讀者，用豬油烹調食物幾乎毫無油煙，即使豬油沾附在流理台或抽油煙機上，也很容易清洗擦拭，若是用沙拉油烹飪，油垢又黏又黑，非常難以清洗。

七葷八素，你都吃錯了：
揭開與健康、疾病相關的飲食祕辛

牛油是健康的食物

美國家喻戶曉的美食家，永遠的名廚，茱莉亞・柴爾德（Julia Child，1912～2004 年）有一句名言：「如果你害怕牛油，那就用奶油吧！」

茱莉亞・柴爾德揭開了席捲美國 50 多年的飲食革命，解放「煮」婦，掙破冷凍食品的籠牢，使烹飪成為一大樂事，為美國家喻戶曉的廚神！

她的食譜《掌握法式烹飪的藝術》（Mastering the Art of French Cooking），1961 年出版後，促使美國女性真正走進廚房「做菜」。她在書的序文寫道：「這一本書是獻給沒有女傭的美國人，……」在此之前，1960 年代的美國家庭主婦大都是拿加工食品做焗烤料理，甚至只會微波冷凍食品。她總是喜歡說：「哦，牛油不會害你的，加上夠多的牛油，什麼食物都好吃。」

世界上最早使用牛油的民族是西元前 5 世紀的匈奴人，並由他們將奶製品的各種製作技術傳播到國內外。直至文藝復興時期，牛油才漸漸被歐洲的貴族看上，成為有別於橄欖油的高級食用油脂。19 世紀開始牛油終於得以進入尋常百姓家，逐漸與動物油和植物油齊名，成為三大主要脂肪之一。時至今日，牛油已經是西方飲食文化中，無法被取替的重要食材。

動物性奶油（Butter），俗稱牛油，意為從牛奶中提取的油脂，而從牛脂肪層提煉出的油脂也稱牛油，牛油是飲食中一種

最健康的食物。牛油含有 80%以上的乳脂肪，10%～16%的水分及礦物質。「什麼，沒聽錯吧，牛油不是有害嗎？」牛油真的比較好，為什麼呢？首先看看牛油的營養成分：

維生素：牛油是維生素 A 的富豐來源，而且容易吸收，牛油也同時含有其他脂溶性維生素（E、K 和 D）。

礦物質：牛油富含微量元素，尤其是硒，這是很強的抗氧化物，牛油所含的硒比大蒜還多，牛油也含有碘，這是甲狀腺所需的物質（維生素 A 也是甲狀腺所需）。

脂肪酸：牛油含有相當可觀的酪酸（Butyric Acid），可作為大腸的能源物質，此種脂肪酸也是已知的抗癌物質。另一種中鏈脂肪月桂酸（Lauric Acid），具有抗細菌和抗黴菌的作用。牛油也含有共軛亞麻油（Conjugated Linoleic Acid,CLA），具防癌作用，牛油還含有少量但比例均衡的 Omega-3 和 Omega-6 必需脂肪酸。

醣化神經磷脂（Glycosphingolipids）：這是特別的脂肪酸，具有防止腸胃感染的作用，尤其是兒童和老年人。奶油（Cream）又稱淡奶油、鮮奶油，就是我們日常說的長得比較像牛奶的奶油。大概是為了和固體奶油（牛油 Butter）區分，才加上了

七葷八素，你都吃錯了：
揭開與健康、疾病相關的飲食祕辛

「淡」字吧。然而，淡奶油並不一定是「淡」的。國家標準規定，脂肪含量在 10％～80％的乳製品都可以算作淡奶油。很多人以為，在蛋糕店用來蛋糕裱花的就是奶油，其實是錯誤的。這種「奶油」根本和鮮奶無關，其主要成分是植物奶油，實際上是氫化植物油和其他食品、食品添加劑的混合物。氫化植物油含有「反式脂肪酸」，大量使用對健康具有一定的危害，平時應少吃。

牛油（Butter）、奶油（Cream）和起司（Cheese）作為烘焙中常見的奶製品，都是以動物鮮奶（如最為常見的牛奶）作為製作的原料。它們的區別在於製作的過程中選用了不同的工藝，對動物鮮奶中的水、脂肪、和蛋白質進行分離或濃縮，因此在外觀和風味上會產生不一樣的效果。奶油和牛油國家標準有淡奶油和奶油（牛油），對應的英文是 Cream 和 Butter。奶油就是 Cream 的音譯。淡奶油（奶油，Cream）的脂肪含量一般為 35%～40%；奶油（牛油，Butter）脂肪含量一般 83%。每生產 1 公斤牛油至少需要 22 升～25 升的牛奶。牛油中脂類的含量占 82%，即 738 千卡／100 克。在這些脂類中有 52.6 克的飽和脂肪酸，23.5 克的單元不飽和脂肪酸和 2 克多元不飽和脂肪酸。如果是脫脂牛油，脂肪成分則會下降 65%～41%。

牛油富含維生素 A（750 μ g/100g），不僅僅有助於視力，還有利於擁有健康的皮膚，並且是生長發育不可少的元素。10

克牛油足夠滿足一個孩子對於維生素 A 日常需求量的 15%。牛油同樣也是生成維生素 D 的源泉（1.3μg/100g），而維生素 D 有助於骨骼中鈣元素的吸收。除了略帶鹹味的牛油中含有鈉以外（870mg/100g），牛油中礦物質含量並不高。

2014 年 5 月，美國《紐約時報》暢銷書排行榜有本書《脂肪大驚奇：為什麼牛油、肉類和起司才是健康飲食》（The Big Fat Surprise: Why Butter, Meat and Cheese Belong in a Healthy Diet）。這本書徹底顛覆了世人對脂肪的傳統思維，《經濟學人》和《華爾街日報》對這本書大加推崇。作者妮娜·泰霍爾茲（Nina Teicholz）在《脂肪大驚奇》中強調，60 年來的營養科學是一場美麗的錯誤。她認為富含飽和脂肪的飲食，不會對人體產生危害，世人過去幾十年來所接受的飲食建議，其實是被專家誤導的。

2014 年 6 月 23 日《時代雜誌》的封面主角是牛油，主標題強調要吃牛油（Eat Butter），而副標題是「科學家把脂肪當成敵人，為什麼他們錯了」（Scientists labeled fat the enemy, Why they were wrong）。諷刺的是，30 年前《時代雜誌》可是把膽固醇當成心臟病的罪魁禍首。2018 年 8 月，85 歲高齡，曾經擔任世界權威醫學期刊《美國醫學會雜誌》（The Journal of the American Medical Association）主編 17 年的喬治·倫德伯格（George D. Lundberg），毅然告訴世人一個科學真相：「多少年，大家都認為飽和脂肪（比如豬油、牛油等），會誘發動

脈粥樣硬化、肥胖症、高血壓、糖尿病等疾病，但實際上我們都錯怪飽和脂肪了，它並不是導致上述疾病的真正原因。」

各種烹調油飽和脂肪和不飽和脂肪的百分比

烹調油	飽和脂肪 （Saturated）	單元不飽和脂肪 （Monounsaturated）	多元不飽和脂肪 （Polyunsaturated）	
		Omega-9	Omega-6	Omega-3
橄欖油 （Olive Oil）	14	75	10	1
苦茶油 （Camellia Oil）	11	79	9	0.4
酪梨油 （Avocado Oil）	12	74	13	1
高油酸葵花油 （High Oleic Sunflower Oil）	3～10	至少81	9.6	0.1
高油酸紅花油 （High Oleic Safflower Oil）	8.5	75	16	0.5
芥花油 （Canola oil）	10.5	50.5	31.7	7.3
大豆油 （Soybean Oil）	15	22	55	8
花生油 （Peanut Oil）	18	49	33	0
玉米油 （Corn Oil）	13	29	57	1

烹調油	飽和脂肪 （Saturated）	單元不飽和脂肪 （Monounsaturated）	多元不飽和脂肪 （Polyunsaturated）	
		Omega-9	Omega-6	Omega-3
亞麻籽油 （Flaxseed oil, Linseed oil）	10	17	13	60
椰子油 （Coconut Oil） 92	6	2	0	
棕櫚油 （Palm oil）	53	37	10	0
豬油（Lard）	42	47	10	1

常見的油脂類熱量參考

項目	油脂名稱	單位	重量	熱量（卡）
1	豬油	15ml	13g	115
2	牛油	1茶匙	5g	45
3	奶油	15ml	14g	100
4	橄欖油	15ml	14g	120
5	花生油	15ml	14g	120
6	大豆油	15ml	14g	120
7	葵花油	15ml	14g	120
8	玉米油	15ml	14g	120
9	椰子油	1茶匙	5g	45
10	紅花子油	1茶匙	5g	45

七葷八素，你都吃錯了：
揭開與健康、疾病相關的飲食祕辛

Chapter 4

聰明吃就長壽

「保持健康的唯一方法：吃你不願吃的食物，
喝你不愛喝的飲料。」
——馬克吐溫（Mark Twain，1835 年～1910
年）

怎麼吃？吃什麼？喝什麼？

數十年來，醫學專家和營養學家推薦的飲食方式，不外乎是少油、少糖、少鹽、少吃肉，每天多吃黃綠色蔬菜，全穀類，水果，豆類，堅果和種子等。**事實上，近年來全球有太多的研究報告，再三強調均衡飲食的重要性，適量的吃各種肉類和雞蛋（每天吃足夠的蛋白質），不必擔心食物或血液中的膽固醇，沒有膽固醇，你將無法存活，健康的均衡飲食也不需要額外補充各種維生素。除了多吃黃綠色蔬菜，讀者是否也曾經選擇紅紫色蔬菜，尤其是胡蘿蔔（含有 β-胡蘿蔔素）和茄子。**以下將為讀者重點說明日常生活中，三餐究竟應該怎麼吃？吃什麼？喝什麼？才是最健康長壽的飲食法。

1. 多吃胡蘿蔔：

胡蘿蔔素有「小人參」的美譽，它的 β-胡蘿蔔素屬於脂溶性營養素，抗氧化功能強大，主要儲存於皮下，亦具有抗老化及抗癌功效。胡蘿蔔不怕油炒，用炒的 β-胡蘿蔔素吸收率，至少增加 3 倍以上！而且胡蘿蔔經加熱後的抗氧化物含量，較未煮熟的多出 3 倍，但烹煮時間不宜過長，否則維生素 B、C 容易被破壞。**胡蘿蔔中含有琥珀酸鉀鹽（Potassium succinate），常吃有助於防止糖尿病、血管硬化、降低膽固醇、降低血壓。**高血壓患者飲用胡蘿蔔汁之後，會從尿中排出

大量的鈉離子，血壓自然就會降下來。

2. 多吃茄子：

茄子是一種黃酮類化合物，含有胡蘿蔔素和各種維生素，尤其是紫色茄子，維生素含量更高。特別值得一提的是，茄子中含有維生素 P，可增強細胞間的黏著能力，預防微血管出血，常吃不僅能降低膽固醇、高血壓、軟化血管，避免心血管疾病，例如腦溢血、動脈硬化等症，而且現代科學已證實茄子含有抗癌的成分「龍葵素」（Solanine）。提醒讀者，做菜烹調茄子的時候，最好將茄子蒸熟拌蒜泥、薑泥吃，不要用油炒或是高溫燒烤，以免茄子皮中含有的大量生物活性物質消失殆盡。

3. 吃雞蛋：

每天早餐吃一顆雞蛋，雞蛋中含有豐富的 DHA，100 公克的雞蛋中，DHA 含量 280 毫克。蛋黃中含有十分豐富的卵磷脂（Lecithin）、甲硫胺基酸（Methionine）、葉黃素（Lutein）、玉米黃素（Zeaxanthin）以及其他 8 種胺基酸，是人體最佳的蛋白質來源。卵磷脂是一種強力的乳化劑，可使膽固醇和脂肪的顆粒變小，成為細小的微粒並保持懸浮的狀態，避免膽固醇和脂肪在血管壁上沉積，這將有利於脂肪酸物質透過血管壁，為人體組織所利用，卵磷脂和甲硫胺基酸（Methionine），都可以使血中的膽固醇大幅度地減少。

除此之外，膽鹼（Choline）是卵磷脂的關鍵組成物質，卵磷脂被消化之後，膽鹼流入血液到達大腦，有強化記憶力的作用。如果你不想自己的記憶力衰退，吃蛋黃就對了，而葉黃素和玉米黃素都是類胡蘿蔔素，能預防眼睛黃斑部病變、視網膜退化，降低罹患白內障的機率。曾經是金氏世界紀錄認證，全球最長壽的人義大利艾瑪‧瑪拉諾（Emma Marano）女士活了 117 歲，她把自己的長壽歸功於每天早睡早起、吃 3 個雞蛋、2 根香蕉。她 18 歲時被醫生診斷出貧血，醫生建議她每天吃 3 個雞蛋，於是她就遵從醫囑，連續吃了將近百年，直到 2017 年去世為止。

4. 多吃魚：

魚的脂肪中富含 DHA（二十二碳六烯酸）和 EPA（二十碳五烯酸），兩者都屬於 Omega-3 系列的多元不飽和脂肪酸。DHA 主要存在腦細胞膜和視網膜中，對智力跟視力發展十分重要，尤其是對嬰幼兒、兒童腦部的智能發展影響深遠，是腦部發育不可或缺的物質。EPA 有降低壞膽固醇和三酸甘油脂，預防心肌梗塞的功效，沙丁魚、秋刀魚、竹筴魚、鮭魚、鯖魚，DHA 和 EPA 的含量豐富，每天 1,000 毫克（mg）最理想（大約 100 克的魚肉，一個巴掌大）。

日本國立癌症防治中心（National Cancer Center）免疫學前任部長平山雄博士，曾經進行一項長達 17 年，針對 270,000 人的飲食生活調查發現，吃魚的人比較長壽，不吃魚

的人罹患胃癌的機率比每天吃魚的人高出 4 倍。魚的脂肪屬於不飽和脂肪，肉類的脂肪則是飽和脂肪酸，魚類還是鈣質的最佳來源。愛斯基摩人以捕魚為生，飲食以肉類和魚類為主，很難吃到新鮮的蔬菜水果，導致罹患許多退化性疾病，並因此縮短了壽命（平均壽命 67 歲）。然而，他們卻很少罹患癌症、冠心病、高血壓。這種不可思議的現象，同樣出現在日本沖繩島的漁民身上，科學家們對此產生了濃厚的興趣，歷經十多年的潛心研究，謎底終於找到了，原來與他們每天吃的海魚中所含的物質有關，那就是 EPA、DHA。冰島的深海魚長期受惠於北極寒流和峽灣暖流的共同滋養，牠們所含的 EPA、DHA 比例穩定，而且膽固醇含量低，這兩種物質的發現，給醫學和營養學帶來了重大的突破。

5. 飯吃七分飽：

　　中國古代民間有許多強調健康飲食的諺語：「晚飯少吃口，活到九十九；慢慢吃一口，活到九十九；魚肉多吃口，活到九十九。」

　　中國史上著名的醫學家和藥物學家，被譽為醫神的孫思邈（581 年～682 年，享年 101 歲），在中國最早的臨床百科全書《千金要方》中說：「飲食過多，則結積聚，渴飲過量則成痰。」孫思邈尤其反對晚飯吃飽，他說：「夜飯飽，損一日之壽。」大量的食物堆積在胃腸，將導致消化系統的疾病，一旦

痰濁阻礙脈絡，血流不順容易導致心肌梗塞。有醫林狀元之譽的明代著名醫學家龔廷賢（1522～1619，享年 97 歲），在他的宮廷醫學養生代表作《壽世保元》一書中也指出：「食宜半飽無兼味，可壽也。」吃半飽，可以延年益壽，不要吃得太多，尤其晚上更不可以。在中醫學說中，太飽會令脾胃過勞，一旦脾胃運作不佳，其他器官就會出現濕、瘀、虛的混合狀態。簡單地說，便是提早衰老，腎氣也會同時減弱。而且，**晚上吃得太飽，老人家猝死的機率會增加**。對中年人來說，七分飽可減少高血壓、心血管疾病的發生。年輕人飯吃七分飽，是保持理想體重避免肥胖，最自然便利的方法。

老祖宗的智慧也可以從科學研究得到驗證，2013 年 7 月，上海交通大學趙立平教授團隊發表在《自然》雜誌子刊《Nature Communications》上的研究論文指出，飯吃七分飽能夠顯著增加有助於延長壽命的有益菌群（如腸道中的乳酸菌），減少有害菌群。2016 年 9 月研究衰老超過 50 年的澳洲雪梨大學（The University of Sydney）教授亞瑟・埃弗里特（Arthur・Everett）接受澳洲《每日電訊報》（The Daily Telegraph）訪問時表示，如果人類三餐只吃七分飽，壽命將再增加 17 年～25 年。

6. 細嚼慢嚥：

每天進食的時候，如果你總是狼吞虎嚥，罹患十二指腸潰瘍、胃潰瘍的機率，將大幅度的上升。每一口飯菜都要在嘴裡

七葷八素，你都吃錯了：
揭開與健康、疾病相關的飲食祕辛

細嚼慢嚥，咀嚼至少 20 下，最好 30 下，讓含有免疫物質的唾液增加分泌，這就是為什麼古時候的人受傷時，總是用唾液舔舐傷口的原因。要避免肥胖就必須細嚼慢嚥，以刺激大腦下視丘的飽腹中樞神經，使腹部感覺已經飽足。唾液中的蛋白質可以在胃裡形成一層蛋白保護膜，千萬不要狼吞虎嚥，以免造成胃腸不適。多咀嚼食物也可運動臉部的肌肉，促進荷爾蒙分泌，使腦部機能更活躍。而且，咀嚼食物越多次，唾液分泌越多。

唾液在古代雅稱為「金津玉液」，唾液中除了含有止痛成分阿片磷脂（Opiorphin），它的止痛作用大於嗎啡，還含有抗菌成分乳酸過氧化酶（Lactoperoxidase）、溶菌酶（Lysozgyme）、乳鐵蛋白(Lactoferrin, LF)以及免疫球蛋白 A（ImmunoglobulinA, IgA），其中乳酸過氧化酶可以壓抑致癌因子活動，免疫球蛋白 A、溶菌酶、乳鐵蛋白可強化口腔的自淨作用。此外，脯氨酸蛋白、乳鐵蛋白可保護牙齒，避免蛀牙以及罹患牙周病。現代人為何十二指腸潰瘍越來越多，可能跟狼吞虎嚥有關，因為吃太快食物不易消化，造成胃腸負擔。只要細嚼慢嚥，就能促進消化，提高胃腸對養分的吸收能力。每餐吃一顆酸梅，讓唾液分泌增加，消化吸收能力就會更好。請記住，進食的時候一定要細嚼慢嚥，細細咀嚼產生的唾液，能中和油中的有害脂肪酸。

7. 吃早餐不要吃消夜：

不吃早餐會影響一個人的智力、判斷力、注意力，也容易

發胖。英國《每日郵報》調查顯示，不吃早餐的人一年可能增重 10 公斤。台灣、日本、以及歐洲調查顯示，每周吃早餐次數低於一次的人，肥胖機率更高。不吃早餐會引發很多健康問題：血糖過低、糖尿病、心血管疾病、容易引起便秘、易患消化道疾病、影響工作和學習效率。2016 年 9 月，土耳其杜庫茲愛路爾大學（Dokuz Eylul Universtity）心臟病學副教授艾布魯‧奧絲佩莉特（Ebru Ozpelit），追蹤調查了 721 名平均年齡 53 歲的高血壓患者，發現就寢前吃消夜，夜間血壓降不下來，一直保持高水平，這是因為進食會釋放壓力荷爾蒙皮質醇（Cortisol），令身體機能保持「高度警惕」狀態，將增加心臟病發作和中風的風險。

8. 不要外食：

外食傷害健康的嚴重性超乎你的想像，站在店家的立場，當然是以最低廉的成本價格，獲取最大的商業盈利。試想如此一來，又有幾個有良心的老闆會採購最好、最新鮮的食材，烹調出美味的菜餚。為了在餐飲行業中生存，不少店家往往昧著良心，低價採購黑心廠商的劣質油、過期食品、化學調味品或是不新鮮的魚、肉、蔬菜，利用多油、多糖、多鹽，高溫燒烤、煎炒、油炸的手法，讓消費者品嚐不出有什麼異味。

血壓高的人通常味覺比較不靈敏，飲食總是要求重口味，而在外食的人口中，有一半以上血壓都比較高，因此根本分辨

七葷八素，你都吃錯了：
揭開與健康、疾病相關的飲食祕辛

不出吃下肚的菜餚有多鹹多油，何況其中還加了味精提鮮調味，吃的人在入口時並沒有感到鹹，但血液中的鈉離子濃度不知不覺中會升高，就會口渴想喝水，攝取過多不只是口渴，也容易引起肥胖、高血壓、腎臟疾病以及心血管疾病。

消費者早餐所吃的燒餅、油條、肉鬆、肉脯、飯糰、培根三明治、小籠包、蔥油餅、餡餅、蛋餅、奶茶、咖啡奶精，午餐和晚餐吃的肉燥飯、控肉飯、炸雞排、排骨飯、鍋貼、水餃、披薩、熱狗、漢堡、薯條、泡麵、珍珠奶茶，以及日常的點心，鹽酥雞、牛肉乾、豬肉乾、豆干、爆米花、甜甜圈、泡芙、洋蔥圈、蛋塔、布丁、蛋糕、餅乾、麵包、香腸、冰淇淋等等。上述這些食品幾乎都含有反式脂肪，偏偏台灣的外食人口又高達 70%以上，這也難怪近年來，台灣大腸直腸癌、洗腎、心血管疾病的人數會直線上升。為人父母者，是否可以為了自己以及子女的健康幸福，即使辛苦一點，還是回家下廚自己做菜吧。

9. 喝綠茶：

千萬不要喝含糖的碳酸飲料和果汁，這一類飲料喝久了，你的身體會發炎。日本人稱呼綠茶為「仙草靈丹」，英國醫學協會（British Medical Association）前主席湯瑪斯‧布朗（Thomas Browne）爵士推崇綠茶為「人類救世主」。英國醫學界對綠茶的內含物質以及藥理作用，進行了大量的研究，綠茶因為沒有

經過發酵，所以茶葉中最大程度保留了最原始的物質茶多酚（Tea Polyphenols），茶多酚對病毒有明顯的抑制和殺滅作用，最小抑菌濃度為 0.3g/L，所以常喝綠茶有消炎的功效。茶多酚還可以阻斷亞硝酸等多種致癌物在體內合成。日本「茶鄉」靜岡縣的居民，癌症的發病率只有日本全國的五分之一。

2010 年法國國立健康和醫學研究所以及日本神戶大學的一項臨床實驗證明，綠茶中的兒茶素（Catechin）和維生素 C 的綜合作用，可以促進脂肪燃燒，降低血液中的血脂及膽固醇。常喝綠茶的人，血中低密度脂蛋白膽固醇的濃度會降低，高密度脂蛋白膽固醇的濃度會上升。

茶多酚中的兒茶素，也可以抑制鏈球菌及其他細菌，有助減少細菌黏附在牙齒及停留在口腔，降低蛀牙的機會。2003 年 4 月，美國哈佛大學醫學院布克夫斯基（Bukovsky）博士在實驗中發現，綠茶中的茶胺酸（L-Theanine），可以非常有效地提高人體血液中的免疫細胞 γ-δ T 細胞，抵禦病菌、病毒、真菌和寄生蟲感染的能力。布克夫斯基博士在美國國家科學院（United States National Academy of Sciences）院刊中表示，茶胺酸在人體肝臟內分解為乙胺（Ethylamine），而乙胺能夠調動 γ-δ T 細胞消滅入侵的病毒。面對電腦工作的人，經常喝綠茶能夠增強身體對輻射的抵抗能力，因為茶多酚具有吸收放射性物質鍶 90 和鈷 60 毒害的能力。宋代著名詩人蘇東坡曾經說：「人有小病，只需飲茶，不必服藥。」最重要的一

七葷八素，你都吃錯了：
揭開與健康、疾病相關的飲食祕辛

點，也是東西方許多科學家和營養學家一致認同的，喝綠茶可以讓你心情愉快，身心獲得平靜。

10. 喝低鹽的味噌湯：

　　日本東京大學醫學博士藤田紘一郎指出，50 歲以後，飲食一旦攝取太多碳水化合物，體內的大量氧氣就會轉化為活性氧，導致體內細胞氧化，DNA 受損，整個人加速老化，百病纏身。對於生活在現代繁忙社會的飲食男女來說，每日三餐的飲食，必須特別注意，盡量減少碳水化合物的攝取，以避免身體健康受到活性氧的傷害。

　　50 歲以上的族群，尤其容易缺乏維生素 B12，往往會造成血液中同半胱胺酸（Homocysteine）濃度變高，增加心血管疾病的風險，而味噌湯中含有豐富的維生素 B12，每天喝味噌湯能幫助人體細胞抗氧化，降低心血管疾病。味噌湯中所加入的紅蘿蔔、白蘿蔔、蔥、菇類、海帶芽、豆腐、海藻、黃綠色蔬菜，都含有抗氧化物質：植化素，可以消除體內的活性氧。

　　日本癌症協會（JCA） 發表研究指出，味噌湯喝的越多，乳癌和胃癌的死亡率就越低。味噌中所含的活性酵素（乳酸菌及酵母菌），植物性蛋白，可以降低膽固醇、預防組織細胞氧化，促進新陳代謝，延緩老化。

　　喝味噌湯，還有助於改善夜晚的失眠問題，美國史丹佛大學醫學系教授醫學博士西野精治指出，早上喝味噌湯，能夠提

高白天的體溫與活動力，藉此讓人晚上更容易入眠。事實上，被稱為睡眠荷爾蒙的褪黑激素，就是由色胺酸轉換而來，而味噌湯的原料大豆中就含有豐富的色胺酸。不過，色胺酸轉換為褪黑激素至少需要耗時 10 小時，因此若要提升夜晚的睡眠品質，必須在早餐時攝取色胺酸。

有一點要再三叮嚀，煮味噌湯必須等到水滾之後，先加入綠色蔬菜（菠菜或高麗菜）、豆腐（豆皮）、香菇、海帶芽、洋蔥、胡蘿蔔，熄火之後約 10 分鐘，再放入味噌。因為味噌中的乳酸菌會在 60°C 或更高溫度下死亡，而酵母菌會在 75°C 左右死亡。味噌加熱過久，會讓香味流失、只剩下鹹味。

11. 不要吃紅肉與加工食品：

紅肉指的是牛肉、豬肉、羊肉以及任何外觀呈現紅色的肉類，全球著名醫學期刊《柳葉刀》的研究指出，每天吃 100 克以上的紅肉，會增加17%罹患大腸直腸癌的風險（1,000 個人之中，會有 66 個人罹患大腸直腸癌），即使只吃很少的紅肉和加工肉品，每 1,000 個人之中，依然會有 56 個人罹患大腸直腸癌。因為紅肉中已知有 4 種成分會誘發癌症，首先，血紅素鐵，它富含鐵質而且人體容易吸收，鐵質一旦氧化，將導致體內產生過多氧化物、自由基，破壞人體細胞甚至 DNA，誘發癌症。第二，N-羥基乙醯神經胺酸，會誘發發炎反應，科學家在腫瘤組織中發現此物質的濃度高於一般正常組織。第三，高

七葷八素，你都吃錯了：
揭開與健康、疾病相關的飲食祕辛

脂肪高熱量，科學證據顯示，高脂肪高熱量的食物與癌症風險呈現正相關現象。第四，異環胺，紅肉經過高溫燒烤產生異環胺，異環胺及多環芳香烴都是破壞細胞 DNA 而致癌的的物質。

12. 每天吃膳食纖維 25 克：

有一種食物能夠令你更健康長壽，你感興趣嗎？它很便宜，在超級市場就能輕易買到。它能降低罹患心臟病、中風以及第 2 型糖尿病等終身不會治癒的疾病，還能幫助你將體重、血壓和膽固醇控制在較低水平。而且，它會增加糞便體積、刺激腸道推動糞便，並協助軟化糞便，減少便秘發生，降低罹患痔瘡、大腸直腸癌等風險。這種超級食物就是膳食纖維。膳食纖維算不上世界上最誘人的東西，但是它對健康有巨大的益處。全世界大部分的人每天膳食纖維攝取量都少於 20 克。

富含膳食纖維的食物包括水果、蔬菜、全穀類、豆類，在日常飲食中又以豆類的膳食纖維最為豐富，蔬菜類則以紫蘇、黑木耳、海帶芽含最多膳食纖維。以下食物的膳食纖維含量以每 100 克計算：黑豆：22 克、紅豆：18 克、綠豆：15 克、黃豆：14 克、紫蘇：8 克、燕麥：8 克、黑木耳：7 克、海帶芽：6 克、牛蒡：5 克。

衛生福利部建議每天至少要吃 3 樣蔬菜、2 份水果，達到攝取 25 克膳食纖維的標準。25 克的膳食纖維到底是多少，要怎麼算？現在就以簡單的例子說明：半杯燕麥片＝8 克膳食纖

維，一塊厚的雜糧吐司＝2 克膳食纖維，一個帶皮煮熟的馬鈴薯＝2 克膳食纖維，一根胡蘿蔔＝3 克膳食纖維，一個帶皮的蘋果＝4 克膳食纖維，兩根香蕉＝6 克膳食纖維。

著名權威醫學期刊《柳葉刀》在分析了 185 項研究和 58 次臨床試驗之後，發表研究結果：如果將一千人從低纖飲食（少於 15 克／日）轉向高纖飲食（25 克／日），這一千人當中將會減少 13 人死亡和減少罹患 6 次心臟病。

根據聯合國人口司（UN Population Division）統計，全世界 100 歲以上的人瑞已經超過 62 萬人，2030 年將超過 100 萬人，美國 10 萬多，全球排名第一，日本 9 萬多（90,526 人，2022 年 9 月日本厚生勞動省資料，比 3 年前增加 19,288 人，連續 53 年增加），中國 6 萬多，台灣 5 千多，（衛生福利部 2022 年資料 5,076 人），創下歷年新高，其中男性 2,081 人，最高年齡為 113 歲（苗栗縣），女性 2,995 人，最高年齡 117 歲（台中市）。能夠活到 100 歲絕非易事，根據聯合國的數據，活到這個歲數的人，只占全世界人口（80 億）的 0.000775%。金氏世界紀錄中，全球最長壽的女人法國珍妮‧卡門（Jeanne Calment），活了 122 歲又 164 天（1875 年 2 月 21 日～1997 年 8 月 4 日）。每天晚上 10 點之前就上床睡覺，100 歲時仍能騎腳踏車，直到 114 歲還能自由四處行走。她長壽的祕方是橄欖油，她在食物中大量添加橄欖油，並把橄欖油擦在皮膚上。

七葷八素，你都吃錯了：
揭開與健康、疾病相關的飲食祕辛

▍吃喝的糊塗事

「民以食為天，食以安為先」，人為了生存下去就得吃，為了吃下肚不被毒死，就必須斤斤計較吃的是否是安全、對健康有保障的食物，更何況飲食決定壽命的長短。下一次你購買食品之前，請仔細閱讀食品的營養標示，了解一下你要購買的食品，是否含有棕櫚油、起酥油、人造奶油、反式脂肪、防腐劑、乳化劑、麥芽糊精、麵粉改良劑、人工香料，糖、鈉的含量有多少？因為這些都跟你的健康，甚至壽命長短息息相關。

食品的營養標示大致有 8 大類：熱量、總脂肪、飽和脂肪、反式脂肪、鈉、碳水化合物、糖、蛋白質。以食用油來說，讀者最應該注意的是，總脂肪的含量以及是否標示出單元、多元不飽和脂肪的含量。舉例而言，營養標示中每茶匙（14 克）的食用油，總脂肪的含量為 14 克，飽和脂肪為 3 克，但是沒有標示出單元、多元不飽和脂肪的含量，這種食用油最好不要買，因為它絕非真正的好油。除此之外，食用油瓶身標榜百分之百純正，初榨冷壓，營養標示中卻找不到單元、多元不飽和脂肪的含量，這一種食用油也不要購買，幾乎可以斷定是精製的，絕非百分之百初榨冷壓。雖然，台灣衛福部並沒有規定廠商，一定要將單元、多元不飽和脂肪含量，列在營養標示中，但為了保障全體消費者的權益，是否應該考慮修法？

食物、食品的營養標示

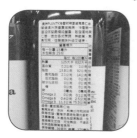

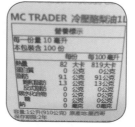

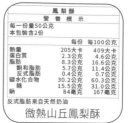

微熱山丘鳳梨酥

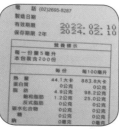

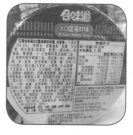

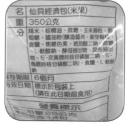

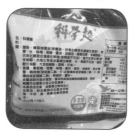

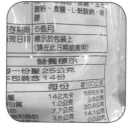

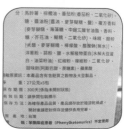

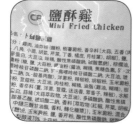

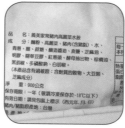

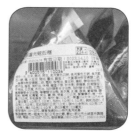

七葷八素，你都吃錯了：
揭開與健康、疾病相關的飲食祕辛

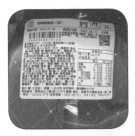
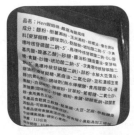
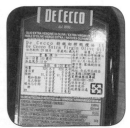
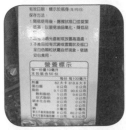
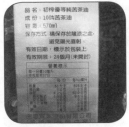
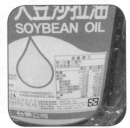
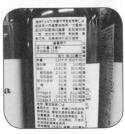
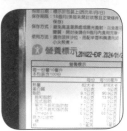
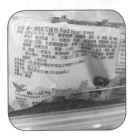

真正天然發酵釀造的醬油如何判斷

　　台灣醬油市場年產值約 70 億元，其中，「純釀造」醬油更因標榜天然發酵、遵循古法製造，尤其受到市場歡迎。超市陳列架上琳瑯滿目的醬油，你會怎麼選購呢？有本土的，也有日本進口的，幾乎都標示 100% 純釀造、無添加、不加味精，其實真正大豆或是黑豆發酵釀造的醬油少得像鳳毛麟角。2019

年 1 月 1 日起，衛福部食藥署對醬油的規範做了部分修正，醬油經過微生物發酵達到總含氮量每百毫升 0.8 克，黑豆醬油中含氮量每百毫升 0.5 克，就可標示為純釀造醬油，也取消有關果糖酸含量的規定。如此一來，以釀造醬油殘餘的豆粕為原料，添加味精、甜味劑、防腐劑及焦糖色素，幾天甚至幾小時就可製成的醬油，輕易的就符合規定，可以堂而皇之的，標示「釀造醬油」在超市陳列架上出售。

此外，釀造醬油因為是利用微生物發酵，所以不會產生果糖酸，而化學（水解）醬油在製程中，用鹽酸強制水解黃豆粉或黃豆片等植物蛋白，會產生果糖酸，衛福部食藥署取消果糖酸含量，豈不是間接鼓勵廠商魚目混珠！純天然釀造的醬油必須 6 個月以上才能生產，現在加入化學製劑的醬油，只要短短幾天就可標示為純釀造醬油。

再則，釀造醬油在製程中沒有加鹽酸，促進蛋白質分解的步驟，因此不會產生有毒物單氯丙二醇（3-MCPD）。然而，化學醬油在以化學方法分解蛋白質的製造過程中，可能產生單氯丙二醇（限量標準為 0.4ppm 以下）。而且，化學醬油常用「焦糖色素」（Caramel Color）增加醬油的棕色強度，令人擔心的是，「焦糖色素」產製過程中，極易產生有毒的化學物「4-甲基咪唑」（4-MEI）。依據《食品衛生管理法》，食品中如果添加焦糖色素，就需將「焦糖色素」四字清楚標示在產品外包裝上。

醬油在大豆的發酵過程中，會產生天然的谷氨酸鈉（Monosodium Glutamate, MSG），有些廠商會標示「不加味精」的字句唬弄消費者。由於不添加味精會令醬油的提鮮能力降低，但標上「味精」字句又會影響銷售，因此在原料標示中改標谷氨酸鈉，而谷氨酸鈉事實上就是味精的化學成分，或者是添加一些增味劑（如呈味核苷酸二鈉，Disodium 5'-ribonucleotide）。這些增味劑名稱不叫「味精」，但在功能上和味精沒有差別，攝入這些增味劑會導致鈉攝取過多，出現口渴現象。

消基會曾針對市售醬油、油膏及薄鹽醬油進行調查，結果發現同樣宣稱 100%純釀造的醬油，價差居然高達 11 倍。而且，市面上的醬油大約有 50%含防腐劑，如果你在原料標示中發現去水醋酸（Dehydroacetic Acid）、己二烯酸（山梨酸，Sorbic Acid）、己二烯酸鉀、（山梨酸鉀，Potassium Sorbate）、己二烯酸鈉（Sodium Sorbate）、苯甲酸（Benzoic Acid）、對羥苯甲酸甲酯（Parabens）等，那就是防腐劑。

消費者選購時又怎麼能判定，哪一瓶醬油才是真正天然發酵釀造的。建議消費者購買醬油時，注意下列的提示：

第一	先選購玻璃瓶裝馬口鐵瓶蓋的，塑膠瓶蓋無法殺菌真空包裝，只有馬口鐵瓶蓋可以殺菌真空包裝。
第二	成分標示越簡單越好，例如只有黑豆或者黃豆、水、鹽巴。
第三	好的醬油並不是黑色，真正純釀造的醬油顏色是琥珀色。

第四	搖晃瓶身，如果醬油的泡沫多、細緻，且不易散去，表示豆子的成分高，為傳統釀造醬油。相反的，劣質醬油、化學醬油的泡沫較少且顆粒粗大，而且很快就散去。
第五	純釀醬油搖晃瓶子，醬油沿瓶壁流下的速度慢。
第六	選購每百毫升總氮量達 1.4 克的傳統純釀造醬油或者是不含防腐劑的薄鹽醬油（鈉含量應小於 12 g/100 mL 以下）。

市場上沒有 100% 鮮榨的純正果汁

市場上出售的果汁，幾乎沒有任何品牌是 100% 鮮榨的純正果汁，幾乎多是 100%濃縮還原以及果汁含量只有 30%、50%的混合果汁，即使標榜 100% 的柳橙汁、葡萄汁，消費者只要看一下原料標示，就會發現原來是 100%濃縮還原的果汁。果汁濃縮後雖然大大延長了保存期限，但因為在還原成果汁的時候，通常還加了其他東西，例如糖、調味劑、調酸劑、甜味劑和色素等等，以保持每一瓶、每一盒、每一罐果汁喝起來都是一樣的口味。經過這樣的程序，「還原」後的果汁與其說是果汁，不如說是帶有水果味的糖水比較貼切。

何況這些所謂的百分之百純果汁，是經過高溫的巴氏滅菌法（Pasteurization）程序，早已將果汁中的類黃酮（Flavonoids，抗氧化劑）、維生素以及有益於人體的好菌、微生物破壞殆盡，你喝下去的只是糖水而已，想喝果汁就自己動手壓榨。還有一點消費者該注意的是糖的含量，每 240 毫升（cc）的果汁中，糖的含量約為 25 克，幾乎就是 1 天容許的最高攝取量。

七葷八素，你都吃錯了：
揭開與健康、疾病相關的飲食祕辛

讀者可以自己計算，一天中你喝了幾杯果汁，攝取了多少糖分，如果想避免罹患糖尿病或者身體組織發炎，就節制一點吧！其實，你可以買一些含糖量比較低的水果，例如木瓜、番石榴、櫻桃、柚子、蘋果、酪梨、梨、草莓、蔓越莓、藍莓等等來吃或者打成果汁，一解口腹之慾。

根據消基會的調查，市面上的包裝食品原料標示不合格的比例高達三成以上，廠商往往以無糖、低脂、薄鹽、高鈣、高鐵、高纖的斗大字眼吸引消費者注意，然而原料標示中的含量，卻又不符合衛福部所訂的標準。就以標榜高鈣牛奶或是調味奶為例，每 100 毫升必須含有鈣質 120 毫克以上，如果是以 100 大卡的熱量為單位，鈣的含量必須 80 毫克以上才能算是高鈣，遺憾的是市場上這一類的商品，有不少都未達標準。低脂的標準是，液態食品每 100 毫升脂肪的含量，必須在 1.5 克以下，固態食品每 100 克必須低於 3 克。低鹽（低鈉）的標準是，每 100 克鈉的含量不超過 0.12 克，低糖則是每 100 克含糖量不超過 5 克。高鐵的營養標準是，液態食品每 100 毫升必須含有 2.25 毫克以上，固態食品每 100 克必須含有 4.5 毫克以上。

讀者如果想買包高纖餅乾，記得看一下營養標示，膳食纖維的含量每 100 克是不是達到 6 克以上，是的話才是名副其實的高纖餅乾。無糖飲料是指每 100 毫升的飲料中，含糖量低於 0.5 克。事實上，食品標示無糖的意思就是，沒有額外添加

糖，但會加入其他甜味劑代替，例如麥芽糖、山梨醇、蔗糖等。有些食品本身就含有大量的糖分，例如果汁、餅乾、蛋糕類。而含糖飲料一般會使用高果糖玉米糖漿（HFCS），這是一種葡萄糖和果糖的濃縮物，是由基因改造的玉米，透過酵素的催化作用，將玉米中的部分葡萄糖變為果糖。因為利用催化作用的生產成本很低，甜度又比蔗糖高，所以常被加工食品業用來取代蔗糖，加入飲料、冰淇淋和甜品中，作為人工甜味劑。讀者如果在含糖食品和含糖飲料的原料標示中，發現人工甜味劑，八成以上就是高果糖玉米糖漿，它會引起一些健康問題，實驗顯示可能傷肝，有些專家認為會造成肥胖危機。

台灣烘焙業一年產值約 600～800 億元，國內大約有 11,500 家超商，去年一年麵包的銷售總額大約 150 億台幣，可見台灣人有多喜歡吃麵包。台灣人愛吃咬起來鬆軟的紅豆麵包、菠蘿麵包、奶酥麵包，砂糖與人造奶油的含量多，缺乏膳食纖維。就以紅豆麵包為例，一個 104 克重的紅豆麵包，糖的含量就接近 30 克，已經是一天糖分攝取量的最高限度。歐美人吃全穀物的硬麵包，糖與奶油的含量少，纖維素的含量高，而且不加防腐劑、人工色素、人工調味劑、人工香料、人造奶油甚至額外添加糖。然而，台灣一個麵包可能含十種以上的「合法」食品添加物，雖然合法但不代表對人體完全無害，單獨使用或許無害，但是幾種混合起來，可能有很高的毒性。讀者在購買或吃下麵包之前，請先仔細看看隱藏在麵包包裝袋

七葷八素，你都吃錯了：
揭開與健康、疾病相關的飲食祕辛

上，原料標示內的各種人工添加物以及令人聞之色變的反式脂肪。

台灣的食品真的不含反式脂肪嗎

在各式麵包的原料標示中，你通常會發現棕櫚油（有的標示植物油）、酥油、人造奶油、乳化劑、麥芽糊精、黏稠劑、膨鬆劑、卵磷脂、香料、麵粉改良劑、焦糖色素。其中，棕櫚油、酥油、人造奶油（市面上常見的瑪琪琳 Margarine 便是）都含有惡名昭彰、全世界都禁止使用的反式脂肪。化學合成的乳化劑主要成分為脂肪酸甘油酯（Glycerin Fatty Acid Ester），也含有反式脂肪，並且會抑制腸胃道益生菌生長，長年累月可能誘發慢性疾病，而且乳化劑宛如防腐劑，吃多了血脂肪會過高，傷肝傷腎。麥芽糊精會造成血糖升高，升糖指數是 120（一般蔗糖是 70，葡萄糖是 100），也就是說造成血糖上昇的效應遠超過一般糖，會提高罹患糖尿病的風險，也會造成蛀牙。但因為不是糖、也沒有甜味，可以被標示成「無糖」。

若麵包中加入含鋁膨鬆劑，長期吃可能造成種種傷害，尤其是對腦部和智力損傷最為明顯。黏稠劑可能引發過敏反應，麵粉改良劑（過氧化苯甲醯、偶氮二甲醯胺）由於有健康方面的疑慮，世界衛生組織以及歐盟各國很早（2014 年），就警告以及禁用這兩種麵粉改良劑，台灣卻是合法使用。人工色素長期食用有損健康，可能引起過敏、氣喘、蕁麻疹，甚至過動

症。

　　全麥麵包的營養價值備受肯定，價格也較高，但有些全麥麵包是用全麥粉加部分小麥粉製成，為了表現出「全麥」的樣子，就加入黑色或褐色的色素來矇混顧客。辨別的方法為：全麥麵包較粗糙、柔韌，呈天然褐色，且褐色不是很均勻；如果太細膩、蓬鬆，顏色太深（接近黑色），就可能不是真正的全麥麵包。人工香料長期吃會影響肝腎，對人體具有某種程度的傷害。2018 年 10 月 5 日，美國 FDA 宣布將 7 種人工香料，從安全名單移除，包括：二苯酮（Benzophenone）、丙烯酸乙酯（Ethyl Acrylate）、丁香油酚甲醚（Eugenyl Methyl Ether）、月桂烯（Myrcene）、胡薄荷酮（Pulegone）、吡啶（Pyridine）、苯乙烯（Styrene）。但是在台灣這 7 種人工香料，現在仍然算是合法添加物。

　　每種麵包幾乎都需要用奶油，尤其又酥又香的麵包（例如：菠蘿麵包、丹麥牛角麵包等）需要大量奶油，但幾乎都是用價格便宜的人造奶油。人造奶油含大量反式脂肪酸，使人容易發胖，增加罹患糖尿病、心腦血管疾病的風險，其危害比豬油、牛油等含有的飽和脂肪酸還要大多了。麵團中加入少量人造奶油根本就吃不出來，最好凡是標明「酥油、起酥油、植物起酥油、植物脂肪、人造奶油、麥淇淋、植脂末、奶精」等的麵包盡量少買。油條雖然味道鮮美，但是在製作時，要放入一定量的明礬（Alum），而明礬的主要成分是硫酸鉀鋁（Potassium

七葷八素，你都吃錯了：
揭開與健康、疾病相關的飲食祕辛

Alum），因此吃多了油條，長年累月下來，積存在體內的鋁就相當可觀了。不能多吃油條的另一個原因是：用高溫的油炸油條時，容易使油產生化學變化，生成多種具有毒性的物質。尤其是使用過的回鍋油中，原先的不飽和脂肪酸會產生聚合現象，生成環狀二聚體（Dimer）、三聚體（Trimer）等有毒的物質。長期食用甚至會導致癌症及影響生殖能力。

台灣的食品不管是麵包、餅乾、蛋糕、肉鬆、牛肉乾、豬肉乾、豆干、泡麵、冷凍食品等等，營養標示中反式脂肪的含量，通通標示零，讓消費者信以為真，又加了一大堆消費者完全看不懂的化學添加物，宣稱一切合法，消費者就在半信半疑之間，將反式脂肪還有一大堆化學添加劑一一吃下肚。

根據統計，台灣人平均每年每人吃下肚的食品添加劑大約3.8 公斤，這個數據挺嚇人的，沒有人知道會有哪些副作用，但它對健康造成的危害難以想像，許多使用多年的食品添加劑，歐美國家都有致癌的報告，然而台灣的消費者卻一直懵懵懂懂，不以為意。

可喜的是，目前國內已經有知名的便利商店，導入歐盟國家推行的潔淨標章（Clean Label），推動在加工食品中減少使用人工化學合成的添加物，全面捨棄防腐劑、人工香料、人工色素、人工甜味劑、漂白劑、保色劑、黏著劑、含鋁膨脹劑等添加物，並且要求原料非基改。不過，允許使用的食品添加物，仍然有大約 82 種（為食品法規允許使用的十分之一），雖然還

無法 100%完全禁止使用食品添加物，但已經為食品安全跨出了一大步。

坦白說，消費者也應該了解某些食品添加物在加工食品中的必要性，烘焙類食品要做到無添加真的很難，要達到無添加、少添加，並非只是拿掉添加物這麼簡單而已，背後涉及的是如何用天然食材和原料來取代添加物，例如用甜菜根取代人工色素，以蔗糖取代人工甜味劑，亞麻籽粉、黃豆粉取代乳化劑，寒天粉取代麵粉改良劑等等；並在製作過程、保存期上，導入尖端科技，許多加工流程也都要使用更高規格的無菌環境，這些都會使食品廠商的成本大幅度增加，勢必會反應在食品的售價上，消費者必須體認到這一點。

市售的麵包幾乎百分之百都有加入麵粉改良劑、乳化劑、膨鬆劑。如果是天然麵包，絕對不會含乳化劑，真正的「天然酵母麵包」也不會加入買來的「天然酵母」香料。

我要再次強調的是，有些添加物是無法避免的，消費者只能夠盡量挑選添加物最少的，現階段「100%天然，無添加」，就現實層面上來講是不切實際的，也不太可能，消費者必須認清事實的真相，不要一廂情願，天真的以為真的有 100% 純天然，不含任何一項化學添加物的麵包。麵包如果真的「100%無添加」，不加任何一項添加物，我不知道售價又會如何？即使是你自己親手用穀物或水果培養酵母做麵包，也不敢保證是百分之百純天然，無添加任何一項化學添加物，因為你買的麵

七葷八素，你都吃錯了：
揭開與健康、疾病相關的飲食祕辛

粉可能含有防腐劑以保持新鮮，即使沒有添加防腐劑，也可能添加漂白劑或其他化學物質，使細菌無法生存，奶油可能含有色素，雞蛋可能有抗生素殘留，更不用說加入的水中可能含有的化學物質。

現行的食品添加物共有 18 大類，分類和功能如下表所示：

類別	類別
第一類 防腐劑（Preservatives）	第十類 香料（Flavoring agents）
第二類 殺菌劑（Sanitizing agents）	第十一類 調味劑 (Seasoning agents)
第三類 抗氧化劑 (Antioxidants)	第十二類 甜味劑 (Sweeteners)
第四類 漂白劑 (Bleaching agents)	第十三類 黏稠劑 (Pasting agents)
第五類 保色劑 (Color fasting agents)	第十四類 結著劑 (Coagulating agents)
第六類 膨脹劑 (Leavening agents)	第十五類 食品工業用化學藥品 (Chemicals for food industry)
第七類 品質改良用、釀造用及食品製造用劑 (Food quality improvement, termentation andfood processing agents)	第十六類 載體 (Carriers)
第八類 營養添加劑 (Nutritional additives)	第十七類 乳化劑 (Emulsifiers)
第九類 著色劑 (Colors)	第十八類 其他 (Others)

消費者該如何簡易判別食品的組成？學會看食品標示是一個最簡單的方法：

食品添加物通用名稱

標準中文品名	通用名稱	標準中文品名	通用名稱
L-麩酸鈉	味精	氫氧化鈣	熟石灰
苯甲酸	安息香酸	氧化鈣	生石灰或石灰
苯甲酸鈉	安息香酸鈉	乾酪素	酪蛋白
苯甲酸鉀	安息香酸鉀	乾酪素鈉	酪蛋白鈉
碳酸氫鈉	小蘇打	乾酪素鈣	酪蛋白鈣
胺基乙酸	甘胺酸	甜菊醣苷	甜菊糖
胺基丙酸	丙胺酸	本多酸鈣	泛酸鈣
二胺基己酸	離胺酸	本多酸鈉	泛酸鈉
己二烯酸	山梨酸	DL-蛋胺酸	DL-甲硫胺酸
己二烯酸鉀	山梨酸鉀	L-蛋胺酸	L-甲硫胺酸
己二烯酸鈉	山梨酸鈉	玉米糖膠	三仙膠
己二烯酸鈣	山梨酸鈣	D-山梨醇	山梨糖醇
去水醋酸	脫氫乙酸	維生素O	維他命O

常見的食品添加物如以下幾樣：

防腐劑

防腐劑的功能在於防止食品腐爛變質，適當劑量的防腐劑可以抑制微生物、細菌的生長，延長保存期限，但罐頭類食品依法不可添加防腐劑。常見的防腐劑有：用於魚肉煉製品、醬菜、果醬的「己二烯酸」（山梨酸）、「苯甲酸」（安息香酸）；用於乾酪、乳酪、奶油及人造奶油等產品的「去水醋酸類」；

七葷八素，你都吃錯了：
揭開與健康、疾病相關的飲食祕辛

香腸、臘肉中用來預防肉毒桿菌滋生的「硝酸鹽」、「亞硝酸鹽」。不過,「長期過量」攝取防腐劑,會對身體造成傷害,如:腸胃道疾病。

抗氧化劑

食品在存放或加工過程中,容易被氧化而變質,例如油脂,一旦氧化就會變質出現臭油味,因此抗氧化劑是用於阻止氧化,與防腐劑目的不同。抗氧化劑可分為天然或化學合成,「維生素 E」(生育醇)及「維生素 C」(L-抗壞血酸)就是常見的天然抗氧化劑,多存在於蔬果中。化學抗氧化劑包含「二丁基羥基甲苯」(BHT)、「丁基羥基甲氧苯」(BHA),主要用來避免食物中的油脂氧化酸敗,常見於洋芋片、植物油、香腸、穀片或餅乾、泡麵等。有些研究顯示抗氧化劑可能具有致癌性。

著色劑

著色劑就是一般俗稱的「色素」,可以讓食物變得鮮豔,改善加工過程中食物褪色的狀況,讓食品更鮮豔可口,但著色劑不可添加於生鮮蔬果或魚蝦、貝類、肉類、豆類、海苔、醬油等食品中。著色劑的來源可分為天然及化學,天然的例如:「類胡蘿蔔素、葉綠素、薑黃、胭脂紅」等。化學合成(人工合成)色素多以煤焦油或石油為主要原料,包含:「紅色 6、7、40 號」、「黃色 4、5 號」、「綠色 3 號」及「藍色 1、2

號」。常添加著色劑的食品是人造奶油、果凍、甜點和飲料等，但有研究指出，食用黃色 4 號可能與氣喘、過敏及幼童過動有關，但相關性仍有待更多研究證實。

調味劑

調味劑是日常生活中常見的添加物，用來增加或調整食物的味道。其中又可分為鮮味劑、酸味劑。鮮味劑如俗稱的「味精」（麩胺酸鈉），可以增強食品的鮮味，讓口味更好。酸味劑則可增添食物中的酸味，產生清爽的口感，並具有抑制微生物生長的作用，像「檸檬酸」、「醋酸」等，常被使用於飲料、果汁、御飯糰等食物。不過，高血壓、心臟病、腎臟等疾病的患者，應遵從醫師指示，減少食鹽與味精的攝取，避免食用過量的鈉。

甜味劑

甜味劑可以讓食物產生甜味，分為天然甜味劑和人工甜味劑。天然甜味劑來源取自動、植物，例如甘草素、甜菊、山梨糖醇……等。其中，「山梨醇」（D-Sorbitol）是從藍莓提煉而得，甜度為蔗糖的一半，常被用在口香糖、果醬中。而人工甜味劑，最常見的是糖精、阿斯巴甜（Aspartame）。其中阿斯巴甜使用最廣泛，甜度為蔗糖的 200 倍，只要使用少量即可產生需要的甜度，許多低熱量的無糖飲料都是使用阿斯巴甜，例如

七葷八素，你都吃錯了：
揭開與健康、疾病相關的飲食祕辛

可口可樂 Zero。

膨脹劑

　　膨脹劑可以增加食物的空隙，讓食物蓬鬆柔軟、酥脆。最常見的天然膨脹劑是製作麵包、饅頭時所用的酵母菌，把麵團中一部分糖發酵，產生二氧化碳，麵筋又有足夠體積可支撐，最後會生產出體積變大、口感鬆軟的麵包。最常用的化學膨脹劑是蘇打粉，俗稱小蘇打，為細白粉末偏鹼，遇水和熱或與其他偏酸性鹽中和，可產生二氧化碳。前幾年消基會公布了市售食品的調查，發現有六成七的甜甜圈、油條、饅頭等等，使用的膨脹劑含有鋁的成分，吃多了對人體有害！長期過量攝食鋁會造成老化、腦部退化、腸胃疾病、貧血、骨質疏鬆等疾病。

　　若腦內積蓄過量的鋁，最後可能導致老人失智症。

乳化劑

　　乳化劑是一種界面活性劑，像蛋糕、巧克力、餅乾、冰淇淋等食品在製作過程中，使用水溶性、脂溶性物質時，添加乳化劑可幫助兩種物質較容易混合，提高食品的酥度、彈性，以及光澤。乳化劑最常用的成分是脂肪酸單甘油脂、蔗糖酯等，前者屬於脂肪類，反式脂肪酸較高，長期或大量使用，可能引發心血管疾病、高血壓，建議應盡量少吃。

（參考資料：衛生福利部食品藥物管理署）

台灣人最缺乏的維生素

根據 2017 年～ 2020 年國民營養健康狀況變遷調查（每 4 年調查一次，下一次是 2024 年）資料顯示，台灣人各年齡層維生素 D 攝取不足，血液中維生素 D 不足狀況非常嚴重，且女性血中維生素 D 不足的問題比男性更為嚴重。國民健康署日前修訂了「國人膳食營養素參考攝取量」第八版，針對 50 歲以上的國人，將維生素 D 的攝取建議量提高為每日 15 微克（μg）。依照建議標準來看，80 % 以上的台灣人，都呈現維生素 D 攝取不足的情形！維生素 D 是一種功效很多元的荷爾蒙，不但有助於避免骨骼鈣化，維持神經、肌肉的正常生理、強化免疫系統，甚至可預防癌症、憂鬱症、新冠肺炎或減緩新冠肺炎的症狀等。

美國白宮首席防疫顧問佛奇（Anthony Fauci）曾經公開說：「缺乏維生素 D，會影響身體抵抗病毒、病菌的能力。」美國耶魯大學醫學院（Yale School of Medicine）皮膚病學教授大衛・利菲爾（David J Leffell）說：「人體所需的維生素 D 主要是透過曬太陽（特別是紫外線 B 輻射）的化學反應來獲得，我們的皮膚可以製造自己的維生素 D，每個人都有維生素 D 受體細胞，它們通過一系列反應（從皮膚中膽固醇的轉化開始），肌膚通過獲取陽光中的紫外線來製造維生素 D3，身體再把維生素 D3 經過肝臟、腎臟轉化為活性維生素 D，增強對鈣、磷的吸

七葷八素，你都吃錯了：
揭開與健康、疾病相關的飲食祕辛

收，促進骨骼的生長，所以維生素 D 也被稱為『陽光維生素』。」

維生素 D 是人體唯一可以自然合成的維生素，在紫外線 B（UVB）的照射下，植物固醇會在皮下轉化為維生素 D，在最理想的狀況下，人體可以自行合成 80%～90%的維生素 D。要曬多久太陽才可合成足夠一天所需的維生素 D，取決於膚色、年齡、曬太陽的時段、季節和地理環境。根據美國國家科學院（National Academy of Sciences, United States, NAS）建議，一般只要臉、手臂或腿沒有衣服遮掩，也沒有塗抹防曬霜，在早上 10 點～下午 3 點間，於陽光下照射 15 分鐘～30 分鐘，每周 2 次～3 次，就足夠讓身體製造出所需的維生素 D。世界上一些陽光充足的國家，例如中東地區的伊朗、約旦、埃及、科威特、杜拜，亞洲地區的馬來西亞、印尼、巴基斯坦、阿富汗，這些伊斯蘭教國家的婦女有 80%以上缺乏維生素 D，因為她們全身的肌膚都被伊斯蘭教的服飾遮住了，無法透過陽光吸收維生素 D。

由於促使皮膚將膽固醇轉化為維生素 D 的主角是紫外線 B，如果使用防曬霜將會妨礙肌膚吸收紫外線 B。研究發現，只要 SPF8 或以上的防曬霜，會妨礙皮膚產生維生素 D 達95%，而使用 SPF15 或以上的防曬霜，則可遮擋達 99%。

那麼到底 15 分鐘～30 分鐘是指要曬幾分鐘？考量到每個人的膚色有所不同（皮膚色素會影響皮膚吸收紫外線 B，膚色越深能穿透的紫外線 B 就越少），所以這個時間也會有差異。

原則上，曬的時間大概是皮膚曬傷時間的 25%就夠了。簡單地說，若你在陽光下曬 60 分鐘，就會出現皮膚發紅、灼熱感和疼痛等症狀的話，那麼在這樣的陽光強度下，你只要曬 15 分鐘即可。當然，如果你嫌正午太陽太大，擔心皮膚癌的話，也可選陽光較弱的清晨或黃昏時段再來曬太陽，只是時間要曬久一點。

事實上，罹患皮膚癌風險的前提是「長期且大量」日曬，想要獲得足夠的維生素 D，並不需要曬這麼久的時間，也不需要天天曬太陽。

1928 年諾貝爾化學獎得主德國化學家阿道夫・溫道斯，於 1937 年發現動物的皮膚裡有 7-去氫膽固醇（7-Dehydrocholesterol），7-去氫膽固醇是一種膽固醇合成的前體，同時也是維生素 D3（膽鈣化醇）合成的中間產物，當陽光裡的紫外線照射到我們的皮膚時，就會把 7-去氫膽固醇轉化成維生素 D。

只要每天曬 15 分鐘太陽，就不會缺乏維生素 D，而且維生素 D 的正確分類是類固醇荷爾蒙（Steroid Hormone）。天然食物中含有維生素 D 成分的並不多，因此，曬太陽讓身體製造充分的維生素 D，是最自然可行的方法。

更何況全球知名的醫學期刊《柳葉刀》（The Lancet），最近發表的研究顯示，服用維生素 D 補充劑，無法達到保護骨質的效果，吃越多的維生素 D 補充劑，骨質密度越低。美國國家科學院醫學研究院食品營養委員會認為，針對骨骼健康所

七葷八素，你都吃錯了：
揭開與健康、疾病相關的飲食祕辛

需要的維生素 D 的血中濃度，應該要維持在 50 nmol/L 以上。而維生素 D 的每日建議攝取量為：70 歲以下者，每天 600 IU（15 微克），70 歲以上者，每天 800 IU（20 微克）。每日攝取最高上限為不超過 4,000 IU。

最近台灣國健署「國人膳食營養素參考攝取量」則是建議 1 歲〜50 歲，每天維生素 D 攝取量為 10 微克（400 IU），1 歲以下、51 歲以上、孕期及哺乳婦女維生素 D 每日攝取量為 15 微克（600 IU）。台灣人並沒有充分享受到陽光充足的好處。因此，在容易缺乏維生素 D 的族群，像是 70 歲以上的銀髮族、停經後的婦女，以及整天待在室內，不外出曬太陽者，每天最好依美國標準攝取 800IU 左右。依據國健署委託國防醫學院，以抽血檢測血中 25-羥基維生素 D 的結果，發現台灣男性平均為 47.3 nmol/L，女性僅有 43.5nmol/L，估算超過 66% 的成年人血清 25-羥基維生素 D 處於缺乏（<50nmol/L）的狀態。目前美國及歐盟都是以血清內 25-羥基維生素 D 的濃度達到 50nmol/L（或 20ng/mL）為目標，來保障成人骨骼健康與降低骨折風險。成人長期服用超過 4000 IU（=100 微克）高劑量的維生素 D 是不安全的，可能導致血液中鈣的含量過高。副作用包括虛弱、疲勞、嗜睡、頭痛、食慾不振、口乾、噁心、嘔吐等等症狀。

維生素 D 的需要量取決於你的年齡、性別和整體健康。下表列出了適合大多數健康個體的每日攝取量：

年齡	孩童	男性	女性	懷孕婦女	婦女泌乳時
出生～13 歲	400（IU）				
14～18 歲		400 IU	400 IU	600 IU	600 IU
19～50 歲		400 IU	400 IU	600 IU	600 IU
51～70 歲		600 IU	600 IU		
71 歲以上		800 IU	800 IU		

* 國際單位（IU） 台灣國健署「國人膳食營養素參考攝取量」

每周兩次讓陽光照射 15 分鐘

根據世界衛生組織（WHO）的數據，每周兩次或三次，讓陽光照射你的手臂、臉上和頭髮 15 分鐘，就足以獲得你身體和頭髮所需的維生素 D。美國國家衛生研究院（National Institute of Health, NIH）進行的一項研究指出，維生素 D 是新的強力毛囊生長的主要因素。

清新的毛囊是健康的頭髮生長周期必不可少的一部分，目前的科學表明，在皮膚上曬太陽 15 分鐘～30 分鐘（每周大約 2 次～3 次），能產生你身體和頭髮所需的維生素 D。根據美國國家衛生研究院（National Institutes of Health, NIH）的研究，維生素 D 缺乏會導致女性脫髮。研究指出，低血清鐵蛋白（Ferritin）和維生素 D 與女性脫髮有關。疤痕性掉髮（Cicatricial alopecia）是一種自身免疫性疾病，其特徵是頭部和身體其他部位嚴重脫髮。

如果你患有維生素 D 缺乏症並且是吸煙者，那麼減少或消除尼古丁攝取量應該是你的第一步。

七葷八素，你都吃錯了：
揭開與健康、疾病相關的飲食祕辛

《科學美國人》（Scientific American），是美國頗負盛名的科學月刊，創刊已經 178 年，全球許多著名的科學家，包括阿爾伯特‧愛因斯坦（Albert Einstein），都曾經為它貢獻了文章。《科學美國人》刊登過一篇文章，表示存在天然食物中的維生素 D 與曝曬太陽光所吸收的維生素 D 相比，簡直是天壤之別，讀者可以從下列這一張表格發現真相。

攝取來源	攝取量	維生素 D 含量
蛋黃	一顆	20 IU
強化營養的牛奶	一杯	60 ～ 100 IU
柳橙汁	一杯	60 ～ 100 IU
燕麥片	一份	60 ～ 100 IU
新鮮香菇	100 公克	100 IU
乾香菇	100 公克	1,600 IU
鱈魚肝油	一大匙	1,360 IU
夏季中午曝曬 15 ～ 20 分鐘的太陽		10,000 IU

（IU＝國際單位）

國人普遍不愛曬太陽，尤其是愛美的女性，不但避免在大太陽下出門，還會使用陽傘、防曬用品，更讓皮膚接觸紫外線 B 的機會大減。根據台南奇美醫院統計 2002 年 8 月～2019 年 12 月、超過 3 萬筆「微營養素檢測」的資料，發現高達 61%以上的民眾都缺乏維生素 D。推測可能與國人太注重防曬有關，連帶影響到維生素 D 的生成，尤其冬季陽光照射時間較短，更

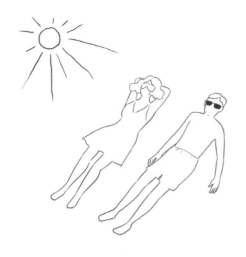

容易增加罹癌風險。奇美醫院建議每天只要花 15 分鐘，避開中午紫外線最強的時間，走出室內到戶外曬曬太陽，可幫助體內生成足夠的維生素 D，降低罹患大腸直腸癌的風險。大家不要以為台灣處於亞熱帶，日照很足。依據中央氣象局的紀錄，台灣北部平均每日日照時間 3.74 小時，但一年中有 6 個月平均每日不及 3 小時，一月份更只有 0.91 小時。反之，南部平均每日 5.93 小時，最低的一月份仍有 3.56 小時。此外，老化使人體皮膚製造維生素 D 的能力降低。

因為維生素 D 屬於脂溶性，所以人體不容易排除，過量累積會造成高血鈣症、腎結石或是尿毒症，所以要特別注意維生素 D 不是吃越多越好。依照 2017 年～2020 年國民營養調查資料，我國國人飲食中與血中維生素 D 皆不足，若從預防醫學角度切入，合併缺乏及邊緣缺乏盛行率，來評估國人維生素 D 不足狀況，國人維生素 D 不足狀況相當嚴重，且女性血中維生素 D 不足的問題，較男性嚴重：

1. 19 歲以上成人，每 5 人就有近 3 人血中維生素 D 不足（59.8%）。

七葷八素，你都吃錯了：
揭開與健康、疾病相關的飲食祕辛

2. 13 歲～15 歲，每 3 人就有超過 2 人血中維生素 D 不足（69.1%）。

3. 16 歲～18 歲，每 4 人就有近 3 人血中維生素 D 不足（73.5%）。

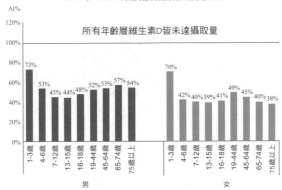

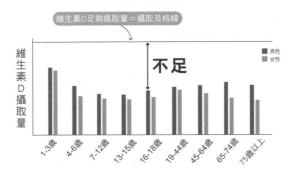

資料來源：衛福部2017年-2020年國人營養健康調查

民國 106-109 年 19-64 歲以上男性國人每人一日營養素攝取狀況

	19-44 歲 (n=945)				45-64 歲 (n=959)			
	平均值	中位數	標準誤	RDA/AI%[1]	平均值	中位數	標準誤	RDA/AT%[1]
熱量 (Kcal)	2471	2318	45	103%[2] 117%[3]	2371	2243	48	103%[2] 119%[3]
蛋白質 (g)	102.7	93.4	2.2	171%	98.4	88.1	2.2	174%
脂肪 (g)	94.5	85.5	2.3		83.2	74.4	2.3	
醣類 (g)	291.5	276.1	5.7		288.9	276.3	6.6	
維生素 C(mg)	136.0	86.8	6.3	136%	182.6	129.7	8.5	183%
維生素 B₁(mg)	1.6	1.4	0.0	136%	1.6	1.4	0.0	136%
維生素 B₂(mg)	1.5	1.3	0.0	117%	1.5	1.3	0.0	112%
菸鹼酸 (mg)	22.9	20.1	0.6	143%	21.8	19.3	0.6	136%
維生素 B₆(mg)	2.3	2.0	0.1	154%	2.4	2.2	0.1	150%
維生素 B₁₂(ug)	5.9	4.1	0.3	246%	6.0	3.4	0.4	249%
維生素 A(RE) (ug)	695	491	29	116%	904	598	52	151%
維生素 D(ug)	5.2	3.1	0.3	52%[4]	6.9	3.8	0.4	53%[4]
維生素 E(α-TE) (mg)	10.3	9.4	0.3	86%	9.9	9.0	0.3	83%
鈣 (mg)	530	445	18	53%[4]	576	477	22	58%[4]
磷 (mg)	1399	1294	3.0	175%	1401	1316	32	175%
鐵 (mg)	16.6	14.2	0.6	166%	17.5	15.5	0.5	175%
鎂 (mg)	297.0	267.6	6.7	78%	342.3	299.8	9.0	94%
鋅 (mg)	13.9	11.8	0.3	93%	14.1	12.7	0.4	94%
鈉 (mg)	4140	3737	112		3563	3302	94	
鉀 (mg)	2666	2415	58		3007	2804	69	
膳食纖維 (g)	14.6	12.9	0.4	43%[4] 50%[5]	18.6	16.2	0.6	57%[4] 68%[5]
膽固醇 (mg)	481.6	434.2	12.3		400.7	347.7	14.0	
P/M/S[6]	0.9/1.1/1				1/1.2/1			

[1] 各營養素攝取量達第七版國人膳食營養素參考攝取量 (DRIs) 之 RDA 或 AI 建議量百分比。[2] 攝取熱量達第七版 DRIs 其對應年齡且適度活動量之 RDA 建議量百分比。[3] 攝取熱量達第七版 DRIs 其對應年齡且稍低活動量之 RDA 建議量百分比。[4] 維生素 D、鈣質及膳食纖維攝取量達第八版 DRIs 其對應年齡且適度活動量之 AI 建議量百分比。[5] 膳食纖維攝取量達第八版 DRIs 其對應年齡且稍低活動量之 AI 建議量百分比。[6] P/M/S：多元不飽和脂肪酸攝取平均值 / 單元不飽和脂肪酸攝取平均值 / 飽和脂肪酸攝取平均值。

七葷八素，你都吃錯了：
揭開與健康、疾病相關的飲食祕辛

民國 106-109 年 19-64 歲以上女性國人每人一日營養素攝取狀況

	19-44 歲 (n=969)				45-64 歲 (n=985)			
	平均值	中位數	標準誤	RDA/AI%[1]	平均值	中位數	標準誤	RDA/AT%[1]
熱量 (Kcal)	1844	1717	35	97%[2] 112%[3]	1752	1616	36	96%[2] 109%[3]
蛋白質 (g)	79.6	72.4	2.0	159%	75.9	69.6	1.9	152%
脂肪 (g)	72.7	67.6	1.6		64.5	56.8	1.8	
醣類 (g)	219.8	210.6	4.4		219.6	206.3	4.8	
維生素 C(mg)	123.4	81.2	5.9	123%	187.0	140.7	9.0	187%
維生素 B₁(mg)	1.3	1.1	0.0	139%	1.2	1.1	0.0	138%
維生素 B₂(mg)	1.3	1.1	0.0	126%	1.3	1.1	0.0	126%
菸鹼酸 (mg)	17.2	15.0	0.6	123%	17.2	15.2	0.7	123%
維生素 B₆(mg)	1.8	1.5	0.1	117%	2.0	1.7	0.1	125%
維生素 B₁₂(ug)	5.4	3.1	0.4	227%	4.3	2.8	0.4	178%
維 生 素 A(RE) (ug)	646	435	26	129%	853	615	39	171%
維生素 D(ug)	4.9	2.8	0.4	49%[4]	6.0	3.6	0.3	45%[4]
維生素 E(α-TE) (mg)	8.6	7.6	0.2	72%	9.0	7.8	0.3	75%
鈣 (mg)	480	398	18	48%[4]	557	456	20	56%[4]
磷 (mg)	1117	1032	27	140%	1109	1011	29	139%
鐵 (mg)	13.1	11.7	0.4	87%	14.5	12.8	0.5	131%
鎂 (mg)	244.0	220.8	5.8	76%	292.6	258.1	8.0	94%
鋅 (mg)	10.6	9.4	0.4	88%	10.8	9.5	0.3	90%
鈉 (mg)	3196	2970	93		2803	2567	76	
鉀 (mg)	2287	2134	53		2702	2459	69	
膳食纖維 (g)	13.9	12.6	0.4	51%[4] 60%[5]	18.5	16.0	0.6	72%[4] 83%[5]
膽固醇 (mg)	380.3	344.3	10.0		323.2	286.4	10.9	
P/M/S[6]	0.8/1/1				1/1.1/1			

[1] 各營養素攝取量達第七版國人膳食營養素參考攝取量 (DRIs) 之 RDA 或 AI 建議量百分比。[2] 攝取熱量達第七版 DRIs 其對應年齡且適度活動量之 RDA 建議量百分比。[3] 攝取熱量達第七版 DRIs 其對應年齡且稍低活動量之 RDA 建議量百分比。[4] 維生素 D、鈣質及膳食纖維攝取量達第八版 DRIs 其對應年齡且適度活動量之 AI 建議量百分比。[5] 膳食纖維攝取量達第八版 DRIs 其對應年齡且稍低活動量之 AI 建議量百分比。[6] P/M/S：多元不飽和脂肪酸攝取平均值 / 單元不飽和脂肪酸攝取平均值 / 飽和脂肪酸攝取平均值。

離自然越近，疾病離你越遠

位於黑海和裏海中間的南高加索（South Caucasus）山區，是目前世界上最神祕的兩大超級長壽村之一，另外一處是巴基斯坦喜馬拉雅山麓的罕薩山谷（Hunza Valley）。根據歐洲的一項資料統計，南高加索山區的居民，平均壽命高達 90 歲。這個山區靠近東歐阿爾卑斯山麓，幾乎是與世隔絕，四周環境清幽景觀優美，空氣中充滿負離子。科學家曾經前往偵測南高加索山區空氣中負離子的濃度，令人嘖嘖稱奇的是，濃度竟然高達 3,000 個／立方厘米以上，這個驚人的數據，幾乎已經可以完全殲滅所有的病毒細菌了，天天呼吸享受著負離子濃度極高的高山空氣，自然治癒力當然超強，想不長壽都很難。

除此之外，南高加索山區的飲用水基本上是取自阿爾卑斯山的山泉水，礦物質的含量極為豐富，稱得上是真正純天然的高山礦泉水。千年以來，這裡的居民一直保持著早睡早起，日出而作日落而息，自耕自種的田野生活。白天山區的日照特別充足，可以盡情的曝曬陽光，在森林田野間勞動筋骨，飲食更是粗茶淡飯，吃葷或吃素完全憑個人的喜好，自然就好。菜餚主要是豆子類、薯類、黃綠色蔬菜，喜歡用橄欖油涼拌、烹調食物。這裡的居民不喜歡喝酒，他們比較鍾愛高山地區的綠茶，羊奶、酸奶更是每日不可或缺。南高加索山區的居民生活在這麼一個接近原始生態的自然環境之中，飲食接近自然，享

受原味，從不燒烤，生性樂觀豁達，淡泊名利，難怪壽命可以直達天年。

日本長壽研究專家醫學博士石原結實，對長壽者眾多的南高加索地區非常好奇，為了探索長壽的祕密，對南高加索地區進行了 5 次考察，他發現當地的長壽者主食是羊奶起司（羊奶發酵）、全穀物麵包、青蔥麵包上放上 3 分熟的荷包蛋、黑麵包跟玉米熬成的粥，以及黑橄欖和無花果。更令他驚奇的是，每個家庭桌上擺著一瓶亞美尼亞共和國生產的天然鹽——岩鹽（Rock Salt 或 Pink Salt），這一種鹽具有讓體溫升高的效果以及血液淨化的作用。而且，他們是飯前先吃水果，蘋果、葡萄、櫻桃、無花果、桑葚、石榴，滿滿的一桌。還有一個特殊的飲食愛好，就是非常喜愛喝蜂蜜。

此外，村民利用堅果、水果乾、蜂蜜做成甜點，當做飯後點心。這裡的村民有一個延續了 2,000 多年的習俗，就是喜歡喝一種名叫克菲爾（Kephir）的發酵奶（乳酸菌的一種），發酵奶可以增加腸道之中的益生菌，讓腸子長命百歲。加上高山地區養殖的牛羊，是他們動物性蛋白質的來源，上述這些因素可能就是南高加索地區的村民長壽的祕密。

喜馬拉雅山麓的罕薩山谷（Hunza Valley），稱得上是世人最想探索、神祕色彩最濃厚的超級長壽村。罕薩山谷就位於巴基斯坦最北方與帕米爾高原接壤，距離中國新疆大約 30 公里～40 公里。居住在罕薩山谷的罕薩人，是全世界最健康的民

族，千百年來罕薩人與世隔絕，罕薩山谷周圍有許多山峰，其中也不乏海拔超過 6,000 公尺的高峰。在雪山的懷抱下，他們開闢了層層疊疊的梯田，種植了漫山遍野的杏樹、梨樹和蘋果樹。這裡風光如畫，恬靜如詩，自給自足，與世無爭。

1918 年北愛爾蘭醫生羅伯特‧麥卡里森（Robert McCarrison）博士，曾經在當地住了 7 年之久，他觀察到罕薩人以天然的蔬果、穀物類為主食，水果有梨子、蘋果、桑甚、杏子、黑橄欖以及青菜、薯類、大麥、小麥、小米、大豆和豌豆等，**餐餐攝**取自然豐富又營養的維生素和礦物質。罕薩人飲用冰河融化的水，礦物質含量豐富，通常也用它來栽培蔬果，並以家畜的的糞便、落葉、菜葉等作堆肥。麥卡里森博士在他的研究報告中提到，「這是我親身經驗的事，這裡的人擁有堅忍的毅力，樂天知命，天天日出而作，日落而息，過著農耕的生活，荷著重負長途跋涉，翻山越嶺如履平地，談笑自若，還快樂地哼唱著歌。雖然喜馬拉雅山麓的其他種族，廓爾喀族（Gorkha）、夏爾巴族（Sherpa）也很有耐力，但是跟罕薩人比起來，簡直小巫見大巫。罕薩人的壽命非常長，有些百歲老人還騎在馬背上奔馳，身手矯健。」

超過 100 歲的每一天都是禮物

為了解開長壽之謎，美國國家科學院（National Academy of Sciences）院士，哈佛醫學院教授亞歷山大‧立夫（Alexander

七葷八素，你都吃錯了：
揭開與健康、疾病相關的飲食祕辛

Leaf）博士（他有 5 位學生先後獲得諾貝爾醫學獎），也前往罕薩山谷調查，並在 1974 年為《國家地理》（National Geographic）雜誌撰寫標題為：「長壽的堡壘——超過 100 歲的每一天都是禮物」一文。「那是我見過的最美麗的地方，山谷中鬱鬱蔥蔥的綠色梯田，被 25,000 英尺高的雪白金字塔所遮蔽，當地閃爍著碧藍的月光，群山高聳入雲，山頂上白雪皚皚，腳下碧草成茵。景色恍如仙境，生活在這裡的人，擁有無限的青春以及無憂無慮的生活，既夢幻又真實，充滿陽光的生命力。當地人幾乎從不生病，8、90 歲仍在山野從事農耕，健康地活過一百歲並不算什麼稀罕事。」讀者或許不知道，罕薩山谷還是日本動畫大師宮崎駿，風靡全球的動畫電影《風之谷》的取景地，因此現在全球很多宮崎駿迷稱呼罕薩山谷為「風之谷」。

1999 年，國際自然醫學會創辦人森下敬一博士，曾經前往罕薩山谷進行長壽研究，針對一百多名百歲老人進行體檢，結果發現他們血液中的脂褐素（Lipofuscin）濃度非常低，顯示體內各個組織器官的機能非常年輕，就像 50 歲的中年人。脂褐素是不飽和脂肪酸氧化後的產物，脂褐素累積會造成阿茲海默症、帕金森氏症，也會造成一系列神經退化性疾病、老年黃斑變性。他還發現，這些百歲老人之所以顯得這麼年輕，可能跟他們吃的橄欖，尤其是黑橄欖中的物質羥基酪醇（Hydroxytyrosol）有關。森下敬一博士的研究成果，曾經被美

國權威健康雜誌《美國臨床營養學》（American Journal of Clinical Nutrition）所報導，並將它稱呼為「橄欖傳奇」。

羥基酪醇是橄欖油的主要酚類成分之一，它存在於橄欖的果實和葉子中，在過去的幾十年中，有充分的文獻證明，這種酚類化合物具有健康益處，並且在臨床研究中發現，對多種疾病具有治療效果，作用機制包括有效的抗氧化和抗發炎作用。歐洲食品安全局（EFSA）早已證實羥基酪醇能夠顯著降低低密度脂蛋白（LDL）膽固醇，避免低密度脂蛋白膽固醇被自由基氧化，維持血液中高密度脂蛋白（HDL）膽固醇的正常濃度，並預防動脈粥樣硬化。另一方面，羥基酪醇還可以預防與年齡或阿茲海默症、帕金森氏症等疾病相關的神經退化性損傷和認知衰退。它是一種對高血壓、關節炎、免疫系統和心腦血管疾病，都有顯著療效的抗氧化劑。羥基酪醇的抗氧化能力是綠茶的 10 倍，輔酶 Q10 的 2 倍。此外，它清除脂褐素的能力，可與油脂蛋白和兒茶酚媲美。

全世界最健康長壽的 5 個聖地

美國探險家丹・布特納（Dan Buettner）花了十多年的時間，走遍世界各地，終於發現全世界最健康長壽的 5 個聖地：一，義大利薩丁尼亞島的巴爾巴吉亞（Barbagia）地區；二，希臘的伊卡里亞島（Icaria）；三，哥斯達黎加尼科亞（Nicoya）半島；四，美國加利福尼亞州的洛瑪琳達（Loma Linda）社

區；五，日本沖繩縣大宜味村（Ogimi Village）。這些地區有高比例的百歲人瑞和超級人瑞（壽命長達 110 歲以上）。

　　義大利薩丁尼亞島的巴爾巴吉亞，就位於 1926 年諾貝爾文學獎得主，義大利作家格拉西亞・格萊達（Grazia Deledda）的故鄉努奧羅省（Nuoro）境內，人口不到 3,300 人。薩丁尼亞島上的 400 多名百歲老人中，最長壽的 110 歲就住在這裡。巴爾巴吉亞地區是世界上百歲男性，人口密度最高的地區。這裡的居民在飲食上並不講究，喜歡「地中海式飲食」。「地中海式飲食」是世界上最完美的飲食，根據研究，保持這種飲食習慣的人壽命更長，罹患心血管疾病、肥胖、動脈粥樣硬化、糖尿病和癌症的機率更小。使用自己種植、壓榨的橄欖油烹調食物，甚至製作食物。很少吃紅肉，糖分以及飽和脂肪；多吃自家種的蔬菜水果，瘦肉蛋白質，堅果和豆類食物。平時主要享用富含鈣、磷和鋅的新鮮奶酪和羊奶，外型像棒棒腿，內餡是馬鈴薯、羊奶酪和薄荷的餃子，啃着酵母麵包，喝著混合胡蘿蔔、芹菜、番茄、球莖甘藍、洋蔥、馬鈴薯和茴香做成的蔬菜粥。居民通常用蜂蜜做甜味劑，飯後甜點是草莓樹的紅色漿果。

　　當地的老人平均每天要走 10 公里的路程，他們認為：「地形越陡峭，就越長壽。」這裡空氣清新、沒有霾害，風景絕佳。平時喜歡參與社區活動，跟三、五好友喝點葡萄紅酒，曬曬陽光，談天說地，或者與家人共享天倫之樂。紅葡萄酒中的

原花青素（OPC），是目前國際上公認的，清除人體內自由基最有效的天然抗氧化劑。其抗自由基氧化能力是維生素 E 的 50 倍，維生素 C 的 20 倍，吸收迅速完全，可以預防心血管疾病和癌症。巴爾巴吉亞的居民，日子過得閒情逸致，很懂得紓解生活上的壓力，也可以說他們很懂得享受健康長壽的生活。

希臘的伊卡里亞島（Icaria）人口不到 8,500 人，這裡有着世界上比率最高的 90 歲老人群體，三分之一的人口都超過 90 歲。伊卡里亞島居民活到 90 歲的機率是美國人的 2.5 倍（尤其是伊卡里亞島男性活到 90 歲的機率是美國男性的 4 倍，而且更健康）。不僅如此，罹患癌症或心血管疾病之後，存活期也比美國人多 8 年～10 年，而且很少有人罹患憂鬱症，老年痴呆症的機率是美國人的四分之一。美國 85 歲以上的老人，幾乎有一半呈現出阿茲海默症（Alzheimer's Disease，老年痴呆症）的跡象。伊卡里亞居民的飲食，同地中海沿岸的其他居民一樣，橄欖油和蔬菜的比重較大，乳製品（山羊奶除外）和肉製品的分量比較低，還包括適量的酒類，他們吃的主要是自家種植的馬鈴薯、豆子（鷹嘴豆、黑眼豆和小扁豆）、野生綠色蔬菜和當地生產的山羊奶和蜂蜜。早餐是山羊奶、葡萄酒、鼠尾草茶或咖啡、蜂蜜和麵包；午餐幾乎總是豆子（小扁豆、鷹嘴豆）、馬鈴薯、綠色蔬菜（茴香、蒲公英、或者類似一種叫做 horta，類似菠菜的綠色蔬菜，希臘語的意思是「野菜」）以

及自家菜園長出來的任何時令蔬菜；晚餐是麵包和山羊奶。

伊卡里亞居民的每一種飲食習慣早已被人與長壽聯想起來，從肉類和乳製品攝取的飽和脂肪比較少，就不容易罹患心臟病。橄欖油，特別是未加熱的橄欖油，能夠降低體內的壞膽固醇，提升好膽固醇。山羊奶含有可以增加血清素（又稱 5-羥色胺）的胺基酸，老年人容易消化。一些野生綠色蔬菜中含有的抗氧化劑是紅葡萄酒的 10 倍。作為地中海飲食的一部分，適量飲用葡萄酒已被證明是有益的，因為這會促使人體吸收更多的類黃酮（Flavonoid），這又是一種抗氧化劑。人們曾經認為咖啡會抑制生長，現在則認為咖啡與較低的糖尿病和心臟病發病率有關。有些研究還認為，咖啡能夠降低帕金森氏症的發病率。

當地的酸麵包實際上可能降低一頓飯的升糖指數。你甚至可以說，伊卡里亞居民飲食中的馬鈴薯貢獻了有利心臟健康的鉀、維生素 B6 以及纖維。另一個相關的健康因素可能是伊卡里亞居民吃的食品都是未經加工的：島民食用自家菜園和田裡的綠色蔬菜，沒有農藥，營養成分高。與標準的美國飲食相比，伊卡里亞居民飲食可能延長預期壽命至少 4 年。當地的「山茶」是由島上漫山遍野的草本植物（野生大麻、鼠尾草、野薄荷、艾草、茴香、迷迭香和蒲公英）乾燥後制成，人們在結束一天的忙碌之後享用這種飲料。這裡的老年人早上起來先吃一勺蜂蜜，他們把蜂蜜當藥吃。

事實上，伊卡里亞居民喝的那些茶，有很多是希臘傳統藥草。野薄荷治療牙齦炎和腸胃不適，迷迭香被用於治療痛風，艾草被認為可以促進血液循環。伊卡里亞島上最常見的 7 種草本植物，富含多酚類物質，具有強大的抗氧化特性，這些草本植物中多數還具有輕度的利尿作用。醫生常常用利尿劑治療高血壓，而伊卡里亞居民透過每晚飲茶，緩緩地降低了血壓。

哥斯達黎加尼科亞半島（Nicoya）人口大約 13,000 人，居民生活簡單樸素，無憂無慮，壓力小，所有的食物都是自己種植，四面臨海，空氣清新，是一個原始的地區，並未受到工業污染，擁有天然的長壽條件，飲用水中富含鈣，鎂。他們也喜歡曝曬陽光，吸收維生素 D，樂觀積極，充滿幸福感。喜歡參與社區活動，歸屬感、宗教信仰力相當強烈。每天外出散步或是在自家種菜，做些園藝。家庭關係非常緊密，鄰里之間喜歡串門子，互相照顧小孩。因為靠海，這地區的老人經常食用新鮮的魚類跟藻類，更由於日照充足，所以種植的蔬菜水果長得特別好。

這裡居民的飲食以蔬菜為主，很少或根本不喝牛奶，喜歡將黑豆、洋蔥、大蒜、甜椒、香草和米飯一起炒，吃肉也常常配上炒菜，玉米餅裡面捲着蔬菜、豆子和一点奶酪，因此他們的飲食中蛋白質豐富而熱量較低。老人也普遍喜歡吃南瓜、豆類食物，喝葡萄紅酒，未經烘焙的綠咖啡（生咖啡豆），綠咖啡因為沒有經過高溫處理，所以保留原有的礦物質、維生素等成

分，當中的綠原酸（Chlorogenic Acids）及兒茶素（Epicatechin），更有助於改善身體和皮膚的新陳代謝，防止脂肪堆積，更具有抗氧化作用和清除自由基的能力，相信這是當地居民長壽又健康的重要因素。尼科亞的老人們，一旦超過 60 歲，活到 100 歲的可能性比同年齡的日本老人高 7 倍，百歲男性占比全球第一。

遵循聖經式飲食

美國加利福尼亞州的洛瑪琳達（Loma Linda）社區，隱藏在聖貝納迪諾山谷（San Bernardino Valley），距離加州安大略國際機場（Ontario International Airport）20 英里，只有 24 分鐘的車程，華航每天有直飛的班機。這個擁有 20,000 人口的城市是世界上壽命最長、活得最健康的地區之一。這裡的居民對身體健康極為重視，對飲食、鍛鍊和休息都有嚴格的規定。他們不吃肉類和奶制品，遵循「聖經式飲食」，像一千年前他們的祖先那樣。「聖經式飲食」會比一般人多活 10 年，食物包括穀物、燕麥、全麥麵包、堅果、酪梨、無花果、蜜棗、魚和蔬菜，不吃糖只喝水以及豆漿。有一成的人為素食主義者，他們吃水果蔬菜和全麥食物，把堅果當作零食。他們滴酒不沾，但是每天至少喝 5 杯～6 杯水，鼓勵多吃肉類和適量的奶酪。

洛瑪琳達是世界上基督複臨安息日會（Seventh-day Adventist）最集中的地區之一，是宗教所要求的健康生活方

式，以及為教會和社區服務的理念，延長了當地人的壽命。美國國家衛生研究院的研究表明，加州複臨信徒的平均壽命比加州的平均壽命多 4 年～10 年。當地有位心臟外科醫師活了 104 歲，100 歲的時候還可以穩穩的站著，幫病人做心臟手術。他告訴前來採訪的 CNN 記者：「我從來沒有承受過壓力，並不是因為我的生活一帆風順，而是因為我的人生信條是盡力而為，你無能為力的事情就不要去思考。」宗教是他們生活的核心，複臨信徒有一個「每周一次與上帝約會」的活動，期間他們不做任何工作，去教堂，一家人在一起享受天倫之樂，休息和養精蓄銳。以生產麥片和玉米片（Cereal）等早餐食品，暢銷全球的家樂氏（Kellogg's）創始人威爾‧基思‧凱洛格（William Keith Kellogg）就是基督復臨安息日會的信徒，1951 年過世，享年 91 歲。

生活方式健康與否，顯然也是長壽與否的關鍵因素，只有 1% 的複臨信徒吸烟，但是他們幾乎不喝酒；在大自然的新鮮空氣中，進行日常的鍛鍊是他們的生活常態。提倡教會和社區服務的理念，因此精神奉獻、人道主義、傳教工作和增強社區感，是這些人典型的人生理念和生活方式。長壽看上去與教堂和活動的參與，有着緊密的關係。這為當地居民提供了一個健康的社區，讓壽命得以延續。因此，宗教信仰可能是當地居民長壽的原因。

七葷八素，你都吃錯了：
揭開與健康、疾病相關的飲食祕辛

離台灣最近的長壽天堂

　　日本沖繩縣是世界上男女平均壽命最長的地區：88.7 歲（沖繩縣最長壽的女人知念鎌 Chinen Kama 2010 年過世，享年 115 歲），台灣 79.8 歲，差了 9 歲，尤其是位於沖繩縣北部地區的大宜味村（Ogimi Village），它距離那霸約一個半小時的車程，由面對著深山與美麗大海的 17 個村落構成，居住人口約 3,000 人，是個充滿活力的健康長壽之村，百歲以上老人有 11 位，100 歲及以上的人口數量是日本其他地區的 5 倍，超過 90 歲的長壽者就有約 80 人，健康長壽老人比率和居民平均壽命世界第一。這個村的老人對於「人只要還活著，就要繼續工作」的觀念非常強。就算上了年紀，只要身體還能動，就會繼續每日耕作，順便勞動筋骨，或是從事村里傳統產業芭蕉布的紡紗工作。

　　在大宜味村的自然環境中，農地完全不使用農藥或化學肥料，徹底實踐「自然農法」！種植有療效的作物艾草、薑和薑黃，藉由每天食用這些植物，可以免於罹患疾病。採收的蔬菜可以安心地當場食用，品嚐蔬菜的真正美味。村民用扶桑花與香草泡茶，飼養雞和山羊，也種植絲瓜，苦瓜，紫薯，紅薯以及番茄，火龍果，芭藥等南國水果。當地居民自古以來經常食用酸桔，「酸桔」是沖繩的代表性水果，主要產地就是在大宜味村，此村自古便栽植與食用酸桔，酸桔是一種以清爽的酸味與甘甜味為特色的柑橘類，由於具有高度的營養價值，近年來

備受注目。

　　村民長壽的原因，據說也和酸桔有關，酸桔內有豐富的檸檬酸、維生素 C、B1、胡蘿蔔素等營養素，尤其是果皮的營養價值特別高，含有一種名為「川陳皮素」的成分。這是在柑橘類水果中常見的營養素，但就屬酸桔的含量特別高，大約是酸橙的 3 倍、溫州柑橘的 11 倍，相當令人驚訝。營養學家認為，川陳皮素既可幫助燃燒體內的脂肪，又可增強新陳代謝。大宜味村的村民食用海藻類的數量是世界第一，尤其是一種俗稱「綠葡萄」的海藻，這些海藻富含胺基酸，葉酸以及膳食纖維，也喜歡吃富含不飽和脂肪酸的魚類跟豆類製品。

　　村民的身材都很瘦小，很難看到肥胖的，這裡的老人即使到了接近 100 歲，有三分之二都還能夠獨立生活。他們緊密的社區氛圍，也讓居民在老年階段，還能擁有豐富的社交生活，而社交生活減輕了他們面對挑戰時的身體壓力，相比之下，孤獨的感覺與每天抽一包菸對身體的危害是相等的。

　　由於擁有得天獨厚的自然環境，大宜味村的居民可以盡情享受陽光、欣賞大海、山脈、河川等等自然景觀。村民們早晚在沙灘上散步，演奏三線琴，感受著白色沙灘與翡翠綠的海面，以及後方的旭日或是前方的夕陽，帶給他們的心靈沉澱。良好的飲食習慣能讓你的壽命增加 10 年，甚至 20 年。以上 5 個長壽聖地，擁有世界上最高比例的長壽人口，那裡的居民幾乎都能夠活到 90 歲，甚至 100 歲以上。他們將自己的長壽祕

訣歸因於只吃新鮮食材，很少吃加工類食物。蔬菜瓜果都是直接從島上採擷，肉類來源就是當地人飼養的牲畜。

事實上，被譽為「營養學界達爾文」的加拿大醫師溫斯頓‧A‧普萊斯（Weston A. Price）博士，早在 1939 年出版了《營養與身體退化》一書，就詳細介紹了他花了近 20 年的時間，調查瑞士阿爾卑斯山區、紐西蘭、南美洲叢林、阿拉斯加以及南太平洋小島上，與世隔絕的那些原始部落的飲食文化和營養。結果發現，原始的飲食文化只吃新鮮食材，肉類、魚類甚至生吃，缺乏蔬菜水果和穀物，不吃加工類的食物，並不會營養不良，也極少生病。然而，一旦他們接受了現代化的飲食文化，尤其是精製的麵粉，含糖的飲料、植物性油脂和現代加工食品之後，卻導致營養不良，以及一連串的疾病叢生。

上述幾個世界最健康長壽地區居民的飲食，跟普萊斯博士調查的這些原始部落的飲食如出一轍，也正說明了想要健康長壽，就要吃天然新鮮的食物，只要食物不精緻，飲食中營養充足，避免加工類食品，就能維持健康，遠離疾病的糾纏。

參考資料

1. 國立成功大學環境學研究所環境微量毒物研究中心食品致癌物研究

2. 台北市立關渡醫院《關渡人月刊》

3. 《美國胃腸病學期刊》Gastroenteroloy 2022 年 8 月 163 卷

4. 《常春月刊》2021 年 1 月

5. 《The big fat surprise》 Nina Teicholz

6. 馬可波羅新聞網 2019 年 7 月 29 日

7. 台灣好食材

8. 衛福部食品藥物管理署

9. 照護線上 Care online

10. 《The Lancet 》柳葉刀期刊 2019 年 4 月 3 日

11. 台灣癌症基金會

12. 財團法人腎臟病防治基金會

13. 《常春月刊》469 期

14. 韋恩的食農生活

15. 新 CND 論壇 2021 年 12 月 27 日

16. BBC News 中文網 2021 年 8 月 19 日

17. VOGUE china

18. 台灣高血壓協會

19. 《遠見雜誌》2013 年 11 月號

20. CTWANT 2022 年 3 月 26 日

21. 世界衛生組織新聞稿 2023 年 3 月 9 日

22. 《The Lancet》柳葉刀期刊 2017 年 8 月 29 日

23. 《Nature》期刊 2021 年 7 月

24. 行政院食品安全資訊網

25. 《JAMA》 internal medicine

26. Medsci 梅斯 2017 年 8 月

27. 紐約時報中文網 2014 年 4 月 24 日

28. ETtoday 新聞雲 2014 年 4 月 23 日

29. Nippon.com 日本網 2014 年 1 月 21 日

30. CDC 美國疾病預防與控制中心

31. 《歐洲營養雜誌》（European Journal of Nutrition）2020 年 7 月 16 日

32. 衛福部食品營養成分資料庫

33. 美國癌症研究所（American Institute for Cancer Research，AICR）

34. 衛生福利部國民健康署

35. 消費者文教基金會

36. 英國醫學雜誌（British Medical Journal）2019 年 7 月 10 日

37. zhuanlan.zhihu.com 知乎 2022 年 10 月 24 日

38. KingNet.com.tw 國家網路醫藥 2021 年 12 月 26 日

身體文化 183

七葷八素，你都吃錯了：揭開與健康、疾病相關的飲食祕辛

作　　　者	林慶旺
圖表提供	林慶旺
責任編輯	陳萱宇
主　　　編	謝翠鈺
行銷企劃	陳玟利
封面設計	江孟達
美術編輯	菩薩蠻數位文化有限公司

董 事 長　　趙政岷
出 版 者　　時報文化出版企業股份有限公司
　　　　　　108019台北市和平西路三段二四〇號七樓
　　　　　　發行專線　（〇二）二三〇六六八四二
　　　　　　讀者服務專線　〇八〇〇二三一七〇五
　　　　　　　　　　　　（〇二）二三〇四七一〇三
　　　　　　讀者服務傳真　（〇二）二三〇四六八五八
　　　　　　郵撥　一九三四四七二四時報文化出版公司
　　　　　　信箱　一〇八九九 臺北華江橋郵局第九九信箱
時報悅讀網　http://www.readingtimes.com.tw
法律顧問　　理律法律事務所 陳長文律師、李念祖律師
印　　　刷　　勁達印刷有限公司
初版一刷　　二〇二三年十一月十日
定　　　價　　新台幣三八〇元

缺頁或破損的書，請寄回更換

七葷八素,你都吃錯了：揭開與健康、疾病相關的飲食
祕辛/林慶旺著. -- 初版. -- 台北市：時報文化出版企業
股份有限公司, 2023.11
　　面； 公分. -- (身體文化；183)
ISBN 978-626-374-205-5(平裝)

1.CST: 健康飲食 2.CST: 保健常識 3.CST: 健康法

411.3　　　　　　　　　　　　　　　112012652

ISBN 978-626-374-205-5
Printed in Taiwan